山西名医名派经验传承资源库

中医名家临证实录丛书（第二辑）

刘慧芬 著

经方验案实录

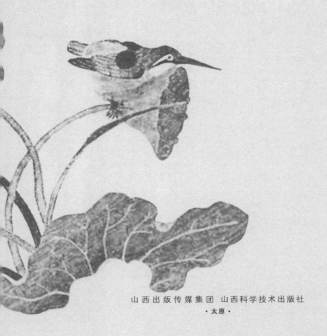

山西出版传媒集团 山西科学技术出版社

· 太原 ·

出 版 者 的 话

1.本书用药配伍和药物剂量为作者个人的临床经验，读者一定要在专业医生的指导下辨证应用，不可盲目照搬书中内容。

2.本书中涉及的贵重药或野生动物类药，如犀角、斑蝥、穿山甲等，请注意使用替代品。

山西科学技术出版社

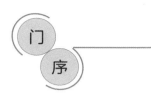

门序

　　传承是中医学永恒的主题。回顾中医学发展史和历代医家成长经历，中医的传承离不开临床实证，更离不开方证经验的不断积累和总结。经方就是中医学实证经验的核心内容，是最值得我们在实践中学习和继承的中医精华。

　　本书以经方实证为主要内容，详细总结有效验案100余则，通过一例例真实生动的医案，为读者呈现了经方的神奇疗效。围绕中医学证治体系的特点，以病种作为细目统领方证，病历格式书写规范，患者信息基本完整，严格以理、法、方、药的传统医案形式准确记录，每个病案后认真思考，加了归纳总结性按语，每案必究。每一则病案不仅是对诊治疾病的完整记录，而且也包括了医者对于病案的思考。字里行间，反复印证了门氏中医倡导的六个字——"实证实录实效"。

　　刘慧芬主任医师早年就读于大同医学高等专科学校（现山西大同大学医学院），当时师从我的父亲门纯德先生。经多年临床，她早已成为一方名医，积累了大量的实证经验，对于中医学的体会颇深。现在虽又拜我为师，而有师生之谊，然亦有同道之情，平日书信往来中于中医学术多有探讨，相互获益良多矣。现在得见其递呈书稿，邀我作序，捧读之余，见经方之效，欣喜不已。读者若能在实践中用心体会，学其方、得其术，共同交流，共勉传承，更为吾盼。

门理章

辛序

　　中医之所以伟大而经久不衰，最重要的原因就是在数千年的历史进程中，中医的理论体系、临床实践经验得到不断传承，并通过一代又一代中医人发扬光大。因此，历代贤哲把继承、传授、发扬中医当作立身、立业、立言的终极目标，也是"不为良相，即为良医"的价值体现，更是中医事业不断发展进步的重要基础。中医书籍浩如烟海，每一部都是作者一生临床经验之心力之作，是继承，是发挥，是经验展示，更是责任、奉献。正是这一部又一部的经验之作，成全了中医的汪洋大海，五彩缤纷，使之傲立于世界。刘慧芬主任宅心仁厚，广济乡亲；聪慧好学，孜孜不倦；毕其一生，扎根临床。1978年，她考入大同医学高等专科学校学习中医，先后师从门纯德、路志正等名医大师，勤求博采，古今并蓄，融会贯通，尽得诸家精华。通过40多年的临证治疗和教学带徒，她在实际工作中不断体会，不断探索，不断总结，很好地丰富了中医经方、验方辨证选方的方法，并拓展了其治疗范围。许多经验如中医治疗糖尿病性尿潴留和胃不张等，均值得后辈医生借鉴学习。学贵专一，思贵沉潜，非专无以成其精，非沉无以达其妙。中医是中华文化的一部分，对疾病的认知是一个基于医学、社会、人文、哲学多方面的思辨体系，其中的精妙足以使人毕一生而方快。刘慧芬主任选择了治疗实践中效果明显的100多则病案，其中有完整的辨证思路，有药物加减的感悟，有中西医结合的探索，还有身心并治的思考。每一病案均附有按语，以阐述自己辨证治疗的思路，内容精炼清明，有助于读者理解掌握，对指导中医临床工作很有裨益。我与刘慧芬主任大学同班，看到老同学的倾心之作即将付印，很敬佩她的治学精神，祝福老同学完成立言之举，祝中医的明天更美好。

辛随成

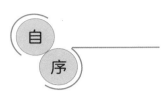

自序

　　实证是中医学术经验积累与经验传承的主体形式，实录是医生如实客观记录实际案例的治疗经过，实效是我从事临床工作40年始终追求的目标，这也是门氏中医历代传承人扎根基层、服务百姓之宗旨。

　　我作为门纯德老师的学生，注重传承门氏中医学术思想：兴阳温通，联合方组，功能五态，证因同治，大病以胃，特象特征。在临证工作中，始终谨遵门氏中医传承要点：以德为尚、以学为道、以心比心、以人为本、以勤补拙。我结合自身40年的临床实践经验，于本书中详细记录有效验案100余例，每个验案都严格以理、法、方、药的传统医案形式准确记录，并续有总结性按语。相信本书会对初入门径的年轻医师在辨证思考、遣方用药中起到开拓思路的作用，对具有临床经验的各位老师也能起到抛砖引玉的作用。

　　本书案例中使用之方，有经方，有验方，也有一些是临床应用确有良效的自拟方，对病案的分析认识若有不妥之处，尚祈各位医者批评指正。

目　录

第一章 内科

一、肺系病症

1. 三仁汤加减治疗小儿高热

张某，男，10岁。

初诊：1994年8月15日。

主诉：高热5日。

脉证：高热，不恶寒但恶热，汗出而热不退，面赤，脘痞欲呕，口渴不欲饮，纳差，脘腹微满，无明显压痛，小便黄，大便4日未解。舌苔黄腻而中间干燥，脉滑数。体温39.5℃，各项理化检查均无异常。曾用西药解热、抗感染及物理降温等治疗无效来诊。余细思，时下正当长夏之时，湿温为患，病入中焦气分湿热壅遏，留恋不去，有化燥之势，故汗出热不解。

诊断：外感发热（中医诊断），发热待查（西医诊断）。

辨证：湿热阻遏中焦。

治则：清热化湿，通腑攻下。

方药：三仁汤加减。

杏仁 12g（捣）　白蔻仁 10g（后下）　薏苡仁 4g　竹叶 15g

厚朴 10g　　　六一散 12g（包煎）　半夏 5g　　藿香 9g

佩兰 9g　　　白通草 15g　　　炒枳实 3g　生大黄 3g（后下）

急煎 1 剂，少量频服。

脉证：服药当晚 20 时患儿排出成形大便，次日早上体温 36.5℃，诸症减轻，一诊方去生大黄、炒枳实，又进 2 剂，调治痊愈。

按：湿温虽有禁下之戒，但如薛生白所言："湿热证，若大便数日不通者，热邪闭结肠胃，宜仿承气微下之例。"本案患儿 4 日未解大便，舌苔黄腻而中间干燥，说明热已有化燥趋势，故用三仁汤宣上、畅中、渗下，再加小剂量炒枳实、生大黄以通里攻下，泄热存阴，用药得当，效如桴鼓。

2. 杏苏散加减治疗支气管炎

胡某，女，6 岁。

初诊：2014 年 11 月 17 日。

主诉：咳嗽反复发作 1 年余，加重 5 天。

脉证：患儿咳嗽时轻时重，每因外感或进食生冷而诱发、加重。近 5 日咳嗽加重，伴鼻塞流涕，喉痒，痰白稀薄，喜温畏寒，纳差，舌淡苔薄白，脉浮紧。查 X 线片：支气管炎。血常规无异常。

诊断：咳嗽（中医诊断），支气管炎（西医诊断）。

辨证：外感风寒，脾肺气虚。

治则：急则治标，先予散寒宣肺。

方药：杏苏散加减。

杏仁 8g (捣)	苏叶 8g	半夏 4g	陈皮 6g
前胡 8g	白前 8g	枳壳 5g	桔梗 6g
茯苓 8g	荆芥 6g	防风 6g	蝉蜕 8g
苍耳子 6g	辛夷 6g	大力子 6g	炙甘草 3g
生姜 2 片	大枣 2 枚		

3 剂，日 1 剂，水煎分 3 次温服。

二诊：2014 年 11 月 21 日。

脉证：咳减，已无鼻塞流涕，仍咽痒，有稀痰，纳食一般，舌同前，脉滑，仍用杏苏散加减，宣肺化痰止咳。

方药：杏苏散加减。

杏仁 8g (捣)	苏叶 8g	半夏 4g	陈皮 6g
前胡 8g	白前 8g	枳壳 5g	桔梗 6g
茯苓 8g	远志 6g	款冬花 6g	炙甘草 3g

3 剂，日 1 剂，水煎分 3 次温服。

三诊：2014 年 11 月 25 日。

脉证： 仍有轻微咳嗽，咳少量清稀痰，精神差，喜暖怕凉，舌淡苔白，脉细无力，治以健脾益气、化痰止咳。

方药： 六君子汤加味。

党参 5g	茯苓 8g	炒白术 6g	陈皮 6g
半夏 4g	炙甘草 3g	杏仁 8g（捣）	白前 8g
干姜 3g	款冬花 6g	远志 6g	生姜 1 片

大枣 2 枚

3 剂，日 1 剂，水煎分 3 次温服。

四诊： 2014 年 11 月 29 日。

脉证： 咳止，精神较前好转，纳可，嘱服小儿健脾丸 6 盒（2 丸 / 次，日 3 次），调理善后。两个月后随诊，精神好，纳食增，体重增，面色红润。

按： 小儿脏腑娇嫩，形气未充，稚阴稚阳，脾常不足，对疾病的抵抗力较差，加上寒湿不能自调，乳食不知自节，一旦调护失宜，则外易为六淫所侵，内易为饮食所伤。肺居上焦属金，脾居中焦属土，母子相生，休戚与共，且肺脉起于中焦，故饮食伤中或素体脾虚，脾不健运，痰湿中阻，上焦肺气亦必受累而生咳嗽。邪从外来，必先犯肺，肺气失于宣降，亦生咳嗽。杏苏散用药均入肺、脾二经，苏叶、前胡解表散邪，微发其汗；杏仁、桔梗一降一升，宣肺达邪，利气止咳；枳壳、陈皮理气宽胸；半夏燥湿化痰，降逆和胃；茯苓健脾渗湿；生姜、大枣、炙甘草调营卫，和诸药。一诊时因有外感，加荆芥、防风祛风解表，蝉蜕、大力子疏风利咽止痒，苍耳子、辛夷通鼻窍。二诊时表已解，在杏苏散基础上加远志、款冬花两味药，止咳温化寒痰。三诊时患儿主要表现以肺脾气虚为主，故缓则治其本，治法调为健脾益气、化痰止咳。用六君子汤加减以健脾化痰，以治其本；四诊时咳止，诸症好转，以小儿健脾丸健脾扶正，培土生金，表固可抵抗外邪，脾健运化正常，痰无以生，脾为生痰之源，肺为储痰之器，脾痰不生，咳嗽自当不易再发。

3. 真武汤加味治疗支气管炎

陈某，男，52 岁。

初诊：1999 年 12 月 5 日。

主诉：反复咳嗽咳痰 7 年，加重 10 天。

脉证：平素咳嗽反复发作，10 天前因外感又引发咳嗽，昼夜咳甚，咳痰清稀，背受凉则咳加重，伴头晕心悸，畏寒，肢体沉重，纳食一般，大便稀溏，舌淡苔白润，脉沉滑。

诊断：咳嗽（中医诊断），支气管炎（西医诊断）。

辨证：阳虚咳嗽。

治则：温阳散寒，化气行水。

方药：真武汤加味。

制附子 10g（先煎）　　茯苓 15g　　白术 10g　　白芍 10g

干姜 10g　　细辛 5g　　五味子 10g（捣）　生姜 3 片

3 剂，日 1 剂，水煎分 3 次温服。

二诊：1999 年 12 月 9 日。

脉证：咳嗽，清稀痰减少，畏寒肢体沉重减，仍感心悸，胸胁满闷，大便稀溏，舌脉同前，心电图检查正常。

方药：真武汤合理中汤。

制附子 10g（先煎）　茯苓 15g　白术 10g　　　白芍 10g

干姜 10g　　　　细辛 5g　　五味子 10g（捣）　党参 10g

旋覆花 10g（包煎）　白芥子 10g（捣）　　　　炙甘草 6g

3 剂，日 1 剂，水煎分 3 次温服。

三诊：1999 年 12 月 13 日。

脉证：患者咳已止，畏寒、肢重、心悸、胸胁满皆除，大便仍稀溏，无腹痛，日行 1～2 次，舌淡苔白，脉沉。

方药：理中汤合四神丸。

党参 10g　　　　白术 10g　　干姜 10g　　　补骨脂 10g

肉豆蔻 10g（捣）　吴茱萸 6g　五味子 10g（捣）炙甘草 6g

诃子肉 10g　　　生姜 2 片　大枣 3 枚

5 剂，日 1 剂，水煎分 3 次温服。

按：患者素有咳嗽病史，近因外感诱发，畏寒、背受凉则加重，均为阳虚之象，阳虚不运，水饮内停，上干于肺，故咳嗽，痰涎清稀；阳气虚而表不固，易感外邪而诱发，故咳嗽反复发作；水气上泛则头晕、心悸；水气游溢肢体，故肢体沉重；阳虚生外寒，故畏寒；中寒不运则大便稀溏；舌淡苔白润，脉沉滑，符合阳气不足，寒水内停之象。真武汤为祛湿名方，具有温阳利水之功效。《伤寒论》第82条："太阳病发汗，汗出不解，其人仍发热，心下悸，头眩，身瞤动，阵阵欲擗地者，真武汤主之。"第316条："少阴病，二三日不已，至四五日，腹痛，小便利，四肢沉重疼痛，自下利者，此为有水气。其人或咳，或小便不利，或下利，或呕者，真武汤主之。"该方由茯苓、白芍、白术、生姜、制附子组成，有温肾阳、利水气的作用。附子为"热药之冠"，辛热而壮肾阳，使水有所主；白术燥湿健脾，使水有所制；生姜宣散，佐附子助阳，主水中有散水之意；茯苓淡渗，佐白术健脾，制水中有利水之用。白芍亦为佐药，其意有四：一则利小便，行水气；二则柔肝缓急，以止腹痛；三则敛阴舒筋，以解筋肉瞤动；四则可制附子刚燥之性。全方共同起到温脾肾、助阳气、利小便以祛水邪的作用。本方的临床应用颇广，循环系统、消化系统、泌尿系统、神经系统、呼吸系统疾病，以及妇女带下等，特别是难治性慢性疾病属肾阳虚衰、水气泛溢之病机者均可用之。

使用真武汤的特征症状：眩晕，甚至身体站立不稳；心悸、气短、肌肉瞤动；下肢及面目浮肿、腹痛、四肢沉重及疼痛，膝盖以下清冷；小便少、大便稀溏，或腹痛；咳、喘、咳痰清稀。舌淡润，或舌体胖大，舌苔白滑，脉沉伏细弱。

本方应用以舌淡润、脉沉或沉弦，头晕、心悸、下肢浮肿等为准则。胡希恕先生曾将之高度概括为"头晕、心悸、下肢时浮肿或痛、脉沉"。

故初诊用真武汤加味，方中附子温肾祛寒；茯苓、白术健脾利水；生姜温散水气；白芍与附子同用，能入阴和阳。咳甚加干姜、细辛、五味子散寒化饮、敛肺止咳。二诊时咳减，理中汤有温中祛寒、益气健脾之功；合真武汤温肾散寒，健脾利水。两方合用，使阳气健旺，水邪得去，起到宁心安神的目的，方中又加旋覆花、白芥子祛痰降气以解胸胁满闷。三诊时诸症除，只留大便稀溏，用理中汤温中健脾，合四神丸温补脾肾而止泻。

4. 联合方组治疗慢性咳嗽

李某，女，62 岁。

初诊：2015 年 10 月 8 日。

主诉：慢性咳嗽 8 年，加重半月。

脉证：其人形体肥胖，素有慢性咳嗽病史，时轻时重，每因外感或饮食所伤而发病。近半月来，因外感而咳嗽加重，咳声重浊，痰白黏稠，因痰而嗽，痰出咳平，痰易咳出，纳食不佳，大便干，胸憋气短，卧则更甚，舌淡胖，边有齿痕，苔白腻，脉滑。

诊断：咳嗽（中医诊断），咳嗽待查（西医诊断）。

辨证：痰湿蕴肺。

治则：健脾燥湿，化痰止咳。

方药：二陈汤合三子养亲汤。

陈皮 10g   半夏 9g   茯苓 10g   苏子 10g (捣)

白芥子 10g (捣) 莱菔子 10g (捣) 炙甘草 6g

3 剂，日 1 剂，水煎分 3 次温服。

二诊：2015 年 10 月 12 日。

脉证：服药后效果不显，改用联合方组。

方药①：二陈通利汤（门纯德老师自拟方）。

陈皮 10g   半夏 9g   茯苓 15g   枳实 10g

苏子 10g (捣)   苏叶 10g   川大黄 8g   炙甘草 3g

生姜 9g

3 剂。

方药②：上下左右汤（施今墨先生所创方）。

桔梗 10g   杏仁 10g (捣)   枳壳 12g   桃仁 10g (捣)

薤白 12g

2 剂。

用法：先服方①，再服方②，隔日煎服 1 剂。

三诊：2015 年 10 月 18 日。

脉证：患者诉服上药后胸憋，气短消失，咳嗽明显减轻，咳痰减少，大便仍干。在二诊基础上仍使用联合方组。

方药①：二陈通利汤，二诊方中改川大黄为 10g，2 剂。

方药②：守二诊方②原方 2 剂，服法同前。

四诊：2015 年 10 月 23 日。

脉证：咳嗽已愈，唯纳食欠佳，舌脉同前。

治则：益气健脾，燥湿化痰。

方药：六君子汤加减。

党参 9g	白术 9g	茯苓 9g	炙甘草 6g
陈皮 9g	半夏 6g	焦三仙各 15g	

7 剂，2 日 1 剂，早饭前温服。

按：本例慢性咳嗽 8 年，初诊时用二陈汤与三子养亲汤，效果不佳，是因为重在化痰止咳而忽视了疏解表邪，宣达肺气，泻腑通便，通利肺气。

二诊时使用联合方组，方①二陈通利汤为门纯德先生自拟方，重在解表、化痰、通腑。方中用二陈汤燥湿化痰，理气和中，苏叶解表散寒，开宣肺气，苏子降肺气消痰，止咳平喘，两药合用，一宣一降，通利肺气，川大黄、枳实又可通便泻实，腑气通则肺气利，正中病机。方②选上下左右汤重在调畅胸中气机，上下左右汤为施今墨先生所创制，可调畅胸中气机，因痰为有形之邪，易致肺气郁滞，气滞又可致痰阻，肺失宣降，上下左右汤中利用桔梗之升，宣肺祛痰，并助枳壳利胸膈；枳壳之降，破气消积，泻痰除痞，与薤白相伍，又能通阳散结，豁痰下气；桃仁活血祛瘀，杏仁止咳平喘，二药也可润肠通便。四诊时咳嗽已愈，以急则治标，缓则治本的原则调理善后。其人形体肥胖，有慢性咳嗽病史8年，素易于外感，舌淡胖，边有齿痕，苔白腻，脉滑，均为脾虚痰湿之象，故后处以六君子汤调理之，党参易人参，益气健脾，燥湿化痰，也即门氏中医治病之指导思想"久病以胃"，脾健则痰无以生，又脾在五行属土，培土则可生金，标本兼治，使患者多年之顽疾得以痊愈。

"联合方组"源于《黄帝内经素问·标本病传论》篇的"间者并行，甚者独行"。山西省名老中医门纯德先生根据多年来的临床经验，特别是在运用经方治疗一些慢性病、疑难病的过程中，摸索出一套联合方组的治疗方法。"联合方组"有以下特点：①突出解决主要矛盾（治病求本）。"联合方组"是在中医理论的指导下、在辨证的基础上制订的治疗方案，它既能突出地解决疾病的主要矛盾和矛盾的主要方面，又能够顾及次要矛盾和矛盾的次要方面。其组成用意，同方剂的组成用意相仿，也可以说是扩大了的君臣佐使。②体现中医的整体论。"联合方组"的组成既有它的原则性，又有它的灵活性。应用此种方法可以主次分明，全面照顾，能够防止不应出现的变证出现，从而提高疗效。③便于扫清主证的外围障碍。如病人呕吐，必先治吐，方可服药，不然药力难进，如何治疗主证？④诊中有治，治中有诊。一些病人脉证不符、寒热虚实难辨时就可以采用此方法诊断性用药，观其服哪方好，服哪方不适，以助进一步明确辨证。

⑤对外感病、急性热病、危重病人，以及患某些病的婴幼儿均不使用"联合方组"。⑥联合方组多采用轮服法。

5. 过敏煎合补中益气汤加减治疗咳嗽变异性哮喘

韩某，男，49岁。

初诊：2016年10月3日。

主诉：间断咳嗽3年，加重两月。

脉证：患者间断咳嗽3年，时轻时重，用抗生素疗效不佳。两月来咳嗽再次加重，每每闻到刺激性气味则咳嗽加重，咳痰稀，伴鼻塞流涕，眼痒，自汗畏风，纳呆神疲，舌淡苔白，脉细。

诊断：咳嗽（中医诊断），咳嗽变异性哮喘（西医诊断）。

辨证：脾肺两虚。

治则：健脾益气，补土生金。

方药：过敏煎合补中益气汤加减。

银柴胡 10g	防风 10g	乌梅 10g	五味子 10g (捣)
黄芪 10g	党参 10g	白术 10g	当归 10g
陈皮 10g	干姜 6g	半夏 9g	细辛 5g
苍耳子 10g	辛夷 10g (包煎)	炙甘草 6g	大枣 2枚

生姜 3片

5剂，日1剂，水煎分3次温服。

二诊：2016年10月10日。

脉证：无鼻塞鼻痒，咳嗽减轻，仍汗出畏风，出汗后怕冷明显，舌脉同前。

方药：初诊方加浮小麦 30g。

5 剂，日 1 剂，服法同前。

三诊：2016 年 10 月 16 日。

脉证：患者服完第 2 剂时咳嗽诸恙大减，但因为生气而气喘加重，伴胸肋胀满，腹胀，纳呆。

辨证：肝气郁结，气郁上冲。

方药：过敏煎合逍遥散加减。

银柴胡 10g	当归 10g	白芍 10g	茯苓 10g
白术 10g	广木香 6g	郁金 10g	川芎 10g
焦三仙各 10g	鸡内金 10g	炙甘草 6g	

3 剂，日 1 剂，水煎分 3 次温服。

四诊：2016 年 10 月 16 日。

诸恙悉除，暂停药。半年后追访，未复发。

按：咳嗽变异性哮喘以咳嗽为唯一或主要症状，无明显喘息气促、呼吸困难等症状，多因为咳嗽持续发生，或者是咳嗽反复发作，迁延不愈而引起。此患者病程较长，咳痰稀而自汗畏风，纳呆神疲。辨证属脾肺两虚，故在过敏煎调理体质基础上加黄芪、白术、党参补益脾肺。方中五味子敛气平喘，当归活血，陈皮理气，干姜、细辛、半夏温肺化痰，苍耳子、辛夷宣通鼻窍。二诊效不更方，只加一味浮小麦以固卫止汗。三诊时因其生气动肝，咳有反复，用过敏煎加逍遥散疏降肝气；广木香、郁金是颠倒木郁汤，以加强疏肝理气之效；川芎配当归活血行气；焦三仙、鸡内金助消化，增食欲；炙甘草调和诸药。药证相投，取得良效。

二、心系病症

1. 天王补心丹加减治疗阵发性心房颤动

魏某，女，71 岁。

初诊：2019 年 8 月 7 日。

主诉：发作性心悸 1 年余。

脉证：患者主因口中干涩 3 月就诊，在询问病情时得知既往有心房颤动、失眠病史 1 年余，房颤时发时止，发作则自感悸动不安，西医疗效较差，遂就诊于中医。刻下症：无房颤，但心情烦躁，失眠多梦，五心烦热，整晚口干涩，眩晕耳鸣，舌红少津，脉细数。

诊断：心悸（中医诊断），阵发性心房颤动（西医诊断）。

辨证：心肾不交。

治则：养阴清心，引火归元，交通心肾。

方药：天王补心丹加减。

天冬 10g　　麦冬 30g　　玄参 10g　　生地黄 15g

当归 10g　　丹参 10g　　黄连 6g　　朱砂 1.2g（冲）

枸杞子 10g　炒酸枣仁 10g　知母 10g　地骨皮 15g

白薇 10g　　焦栀子 8g　　肉桂 6g　　炙甘草 6g

6 剂，日 1 剂，水煎分两次温服。

二诊：2019 年 8 月 14 日。

脉证：服药期间房颤未发作，睡眠较前好转，余症同前。

方药：初诊方基础上加炙龟甲、炙鳖甲各 15g。6 剂，服法同前。

三诊：2019 年 8 月 22 日。

脉证：房颤仍未复发，口干涩、五心烦热、眩晕减轻，眠佳，舌面有薄苔，脉细。

方药：在二诊方基础上加减服药 1 月。随诊房颤未发，眠佳，口中和。

按：此案属心肾不交之心悸失眠。心肾相交在中医称为"水火既济"，心属于火而肾属于水，水火通融则可维持机体正常生理功能，如果肾水不能济心火，便是心肾不交，可出现心烦易躁，失眠多梦。肝肾阴亏，肝阳上亢则眩晕，肾水不足则耳鸣，心阴不得肾阳之上济，心失所养则心悸不安，虚火耗津则口干涩，舌红少津，脉细数，均为阴虚有热之象。治疗以养阴清心，引火归元，交通心肾，用麦冬、天冬、玄参、生地黄滋肾养阴，当归、丹参补养心血，黄连、焦栀子清心泄热，朱砂镇心安神，地骨皮、白薇退虚热，枸杞子养肝滋肾、益精止眩。另加一味肉桂意在引火归元，交通心肾。此案用交通心肾法滋阴降火，平衡阴阳，有调节自主神经功能紊乱的作用。

2. 导痰汤加减治疗室性早搏

崔某，女，51岁。

初诊：1996年10月8日。

主诉：心悸短气1周。

脉证：患者自诉心悸短气1周，胸部痞闷胀满，痰多，恶心，纳少，腹胀，形胖，舌苔白腻，脉弦滑。心电图：频发室性早搏。

诊断：心悸（中医诊断），频发室性早搏（西医诊断）。

辨证：痰浊阻滞。

治则：理气化痰，宁心安神。

方药：导痰汤加减。

陈皮10g 　　半夏9g 　　茯苓10g 　　炙甘草6g

枳实10g 　　制南星10g 　炒杏仁10g(捣) 远志10g

柏子仁10g(捣) 桑寄生10g

5剂，日1剂，水煎分3次温服。

二诊：1996年10月14日。

脉证：胸部痞闷胀满、腹胀均减轻，无恶心，余症同前。

方药：初诊方加瓜蒌15g、焦三仙各15g、桔梗10g，再服5剂。

三诊：1996 年 10 月 20 日。

脉证：胸部痞闷胀满、腹胀已除，痰少，心悸短气偶有发生，舌脉同前，心电图示：偶发心室早搏。

方药：二诊方加丹参 10g、红花 10g，再服 5 剂。此 5 剂服完后诸不适均无，心电图正常，1 月后随诊未复发。

按：室性早搏是常见的心律失常，表现为心悸、胸闷或停跳感，正常人也可发生室性早搏，其预后各不相同，此患者已排除器质性心脏病。室性早搏属中医"心悸"范畴。四诊合参辨证为痰浊阻滞心气，见有心悸气短；痰浊阻滞，上焦之气机不得宣畅，故见胸部痞闷胀满；中焦气机不畅，则食少腹胀；胃失和降则恶心；痰多，舌苔白腻，脉弦滑，均为内有痰浊之象。方选《济生方》导痰汤加减，方中用二陈汤健脾化痰，枳实、制南星、炒杏仁理气除痰，远志、柏子仁养心安神，药学研究显示桑寄生对房性及室性早搏有类似盐酸维拉帕米作用。二诊加瓜蒌宽胸散结，焦三仙帮助消化，桔梗开胸理气。三诊时考虑痰为有形之邪，痰瘀每易互相影响，故在治痰的同时，加行瘀之品丹参、红花，果然效果极佳。

3. 益气通络方治疗快速型心律失常

随着我国人口老龄化的发展和生活方式的改变，心律失常的发病率快速上升，且呈年轻化和不断增长的趋势，其病因复杂，可出现在各种不同的心脏病中，亦可由电解质紊乱或神经功能失调引起，还可继发于其他系统的疾病中，某些药物毒副作用也可引发。临床上根据心律失常的发生部位、机制及频率不同可有不同的分类。从频率快慢可分为快速型与缓慢型失常。常见的快速型心律失常（心率 >100 次 / 分）包括窦性心动过速、房性心动过速（房扑、房颤）、室上性心动过速、室性心动过速（室扑、室颤），这里只谈一些有关快速型心律失常的辨证治疗。

快速型心律失常应归属于中医"心悸"范畴，多以心悸、气短、胸闷或心痛、神疲乏力为主要表现，或兼有以下表现。

①感受风寒：出现恶寒发热，肢体酸疼，咽痛，喉痒，鼻塞流涕。

②肝气不舒：胸胁胀满或疼痛，善太息。

③痰湿内阻：咳嗽吐痰，胸闷头晕或恶心呕吐。

④心神不宁：失眠多梦，易醒，坐卧不安，胆怯易惊。

⑤脾虚湿盛：体胖易疲，四肢沉重、纳少便溏。

⑥血脉瘀滞：心痛，舌有瘀点或舌暗脉涩。

⑦肝肾阴虚：五心烦热，眩晕耳鸣，急躁易怒，舌红少津。

笔者多年临床对期前收缩和心动过速的病人用归脾汤、炙甘草汤等加减治疗效果不佳，笔者对此很是困惑。为此查阅参考了很多古籍资料和临床经验，从中受到一些启发。《濒湖脉学》中谓："促脉数而时一止，此为阳极欲亡阴，三焦郁火炎炎盛，进必无生退可生""促脉惟将火病医。"再结合上面的表象和兼证分析：六淫之邪侵袭脉络，内舍于心；情志失调，心气耗伤，而心主阳气，心气不足则无以保持血脉的正常活动，心失所养而致心悸；再者心气不足，血行不畅，心脉受阻亦可致心悸；饮食不节，损伤脾胃，痰湿停聚，心脉被阻。痰饮内停而致之心悸，历代医家都十分重视，如《金匮要略》即提及水饮停聚的心悸，《丹溪心法》《血证论》等书中也谈到痰浊所致的心悸。《血证论·怔忡》中谓："心中有痰者，痰入心中，阻其心气，是以心跳动不安。"心悸的主要病机是：①心气亏虚。②由心气亏虚和痰湿停聚引起血脉瘀阻，因心主血脉，心气亏虚、血脉瘀阻，瘀郁而生热，热可致急，瘀能致乱，以致引起心跳加快且不齐，反映在中医脉象上常有促脉、促代脉或数而三五不调的涩脉。在发病的过程中，热、瘀成了发病的关键。针对发病的主要原因，治当以补益心气、活血通脉、清热凉血为主。

　　快速型心律失常常见的脉象有两种：代脉、促脉。那如何区别这两种脉象呢？代脉指脉来有规则的歇止，即止有定数，如每跳五次停一次，或每跳三次停一次，甚至有每跳两次停一次的。促脉指脉象急数而有不规则的间歇。促脉多见于阳热亢盛而兼气滞、血瘀、痰停、食积，以及风心病、冠心病。

遵上分析，快速型心律失常的基本病机是心气亏虚、血脉瘀滞、瘀郁化热，所以基本治法为：益气养心，舒通心络，凉血清热。

基本用方：太子参 20g、麦冬 15g、五味子 10g、当归 10g、川芎 15g、牡丹皮 15g、赤芍 15g、丹参 15g。

兼风寒感冒者加荆芥 10g、防风 10g、羌活 10g、独活 10g、薄荷 6g。

兼痰湿者加陈皮 10g、半夏 9g、茯苓 15g、炙甘草 6g。

兼肝气郁滞者加香附 10g、郁金 10g、合欢花 10g。

兼心神不宁者加远志 10g、茯神 10g、酸枣仁 10g、龙齿 10g、朱砂 1.2g。

兼脾虚湿重者加茯苓 15g、白术 10g、薏苡仁 30g、车前子 10g。

兼心脉瘀阻者加桃仁 10g、红花 10g、生地黄 15g、玄参 15g。

兼肝肾阴虚者加枸杞子 10g、生地黄 10g、川楝子 10g、地骨皮 10g、白薇 10g。

兼肝肾阴虚、虚火内炽、心肝火旺者见急躁易怒，舌质红者可加黄连 6g、栀子 10g 以清心泻火。

典型案例

案 1　贺某，男，62 岁。

初诊：1997 年 11 月 15 日。

主诉：发作性心悸 3 年。

脉证：患者既往有冠心病史 10 余年，近 3 年来心律不齐（心电图多次表现室性期前收缩），还经常会出现窦性心动过速，为此曾住院，服用多种抗心律失常的西药，疗效不是很好，遂前来就诊。刻下：心悸气短，神疲乏力，眠差，头晕目眩，胸闷，时有心前区疼痛，纳差伴恶心，四末不温，舌暗淡苔白，脉促。查血压 135/85mmHg，心率 106 次 / 分。心律不齐。心电图示：ST-T 改变，频发室性早搏。

诊断：胸痹、心悸（中医诊断）。

　　　　冠心病、频发室性早搏（西医诊断）。

辨证：心之阳气不足，血脉瘀滞。

治则：益气温阳，活血通脉。

方药：

黄芪 30g	党参 15g	麦冬 10g	五味子 6g（捣）
川芎 10g	桂枝 10g	白芍 10g	陈皮 10g
半夏 9g	炒谷芽 10g	炒麦芽 10g	

8 剂，日 1 剂，水煎分 3 次温服。

二诊：1997 年 11 月 25 日。

脉证：心悸、气短、胸闷等症无明显好转，其脉仍为促脉。考虑慢性心脏病表现的数、促或代脉多用凉血清热之法，此例患者也属此脉而见有四末不温，故用以上温阳活血通脉法治之，说明辨证被真热假寒之象所蒙，治当舍症从脉。

方药：

太子参 30g　　生地黄 15g　　麦冬 10g　　五味子 10g（捣）

牡丹皮 10g　　赤芍 15g　　　川芎 10g　　丹参 10g

8 剂，日 1 剂，水煎分 3 次温服。

服用 1 周后眩晕减，纳食增，守此法，方微调，又服 15 剂，心悸气短、胸闷憋气消除，脉沉细，心率 80 次 / 分，心电图示：ST–T 改变同前，心律齐，无早搏。

案 2　张某，女，52 岁。

初诊： 1998 年 2 月 13 日。

主诉： 心悸 1 年，加重 3 天。

脉证： 患者既往有冠心病史 4 年，心律不齐，室性早搏 1 年，常服盐酸美西律片（100mg / 次，日 3 次）治疗，但服此药则恶心呕吐，且疗效也逐渐变差，近 3 天来病情加重，出现胸闷胸痛，心悸气短，精神差，食后脘胀，大便不畅，眠差，舌胖暗红，苔黄白相间，脉促。查体：血压 130/85mmHg，心率 98 次 / 分，心律不齐。心电图：频发室性早搏二联律。

诊断： 胸痹（中医诊断），室性早搏（西医诊断）。

辨证：心气不足，心络瘀滞，滞而化热。

治则：补心气，通心脉，凉心血。

方药：

生黄芪 30g　人参 10g （另煎）太子参 15g　　川芎 10g

赤芍 15g　　牡丹皮 10g　麦冬 15g　　　五味子 10g （捣）

桃仁 10g　　红花 10g　　炒酸枣仁 10g 远志 10g

服药 5 剂，诸症好转，继续加减服药 1 年余，心律逐渐转齐，诸症好转，心痛气短消除，精神、纳食较前好转。心电图检查：心律齐，心率 78 次 / 分，心脏供血较前改善。

案 3　赵某，女，62 岁。

初诊：1999 年 10 月 5 日。

主诉：心悸气短，胸闷加重半月。

脉证：患者素有风湿性心脏病，近半月来心悸气短、胸闷加重，口苦口干，眠差梦多，善太息，大便干，小便黄，舌暗红，苔薄黄，脉弦促。查体：心率 35 次 / 分，心律不齐，心尖部可闻及 2 级以上双期杂音。心电图：频发房性早搏。

诊断：胸痹（中医诊断），房性早搏（西医诊断）。

辨证：心气虚损、心脉瘀滞、郁瘀化热兼有肝气不舒。

治则：益气活血通脉，凉血疏肝。

方药：

生黄芪 30g　太子参 30g　　川芎 15g　　牡丹皮 10g

赤芍 15g　　麦冬 10g　　五味子 10g（捣）香附 10g

郁金 10g　　合欢花 10g　远志 10g　　　炒酸枣仁 10g（捣）

6 剂，日 1 剂，水煎分 3 次温服。

6 剂药后复诊，脉律转齐，心电图：心律齐，未见房性早搏，心率 80 次 / 分。继用该方加减治疗 1 月余，心悸气短明显改善，纳食，夜眠好，二便正常。本例患者即属既有心气不足，又有肝郁不舒者，心气不足则血行不畅，而致血脉瘀阻。肝气郁滞，加重血脉不畅，郁瘀化热，瘀可致乱，热可致急，故脉数而不齐。方中参芪补气；川芎活血通脉；赤芍、牡丹皮凉血活血，既可通脉，又可去热；麦冬、五味子养心；香附、郁金疏肝解郁；合欢花、远志、炒酸枣仁能解郁而养心安神。共同起到益气解郁、通脉祛瘀、清热养心的作用。

案 4　钱某，男，65 岁。

初诊：2015 年 7 月 13 日。

主诉：间断性胸闷呼吸困难 2 年，加重伴下肢浮肿 1 月。

脉证：冠心病，心力衰竭反复加重 3 年余，近 1 月来心悸、气短、胸闷憋气，咳喘不能平卧，咳吐白黏痰，尿少，大便稀溏，下肢浮肿，纳食差，脘部胀满伴恶心，舌体胖，暗红，苔白，脉细促。查体：血压 140/105mmHg，心率 105 次 / 分，心律不齐，两肺底可闻及湿性啰音，肝大，右肋下 2 厘米，下肢凹陷性水肿。心电图示：频发室性早搏三联律，ST-T 段改变，完全性右束支传导阻滞。

诊断：胸痹、心悸（中医诊断）。

冠心病，全心功能不全，频发室性早搏三联律，完全性右束支传导阻滞（西医诊断）。

辨证：心气虚衰、心脉瘀滞、瘀滞化热、痰饮阻肺。

治则：益气活血，利水化痰。

方药：

黄芪 30g　　太子参 30g　　川芎 15g　　当归 15g

赤芍 15g　　牡丹皮 10g　　麦冬 10g　　五味子 10g（捣）

葶苈子 30g（包煎）　桑白皮 30g　车前子 10g（包煎）　陈皮 10g

半夏 9g

10 剂，日 1 剂，水煎分 3 次温服。

服药后尿量逐渐增加，胸闷憋气、心悸气短减轻，纳食增加，咳嗽减轻。复查心电图：心率 85 次/分，律齐。两肺底湿啰音减小，肝缩小，后坚持服用汤药两月，精神、饮食都明显改善，诸症好转。此患者除了有心气不足、血络瘀滞外，咳喘而夜不能卧是为痰饮内阻、水饮停肺，影响了肺的宣降，故主方中又加桑白皮、葶苈子泻肺利水，加车前子利尿消肿，加陈皮、半夏理气化痰，以达到满意疗效。

4. 保元汤治疗冠心病

吕某，女，69 岁。

初诊：2015 年 10 月 8 日。

主诉：胸闷喘促 10 余天。

脉证：患者 2013 年 5 月行经皮冠状动脉介入治疗，置入支架 1 枚。就诊时气紧喘促，胸闷不适，活动则加重，服用硝酸甘油可缓解，伴见神疲自汗，四肢欠温，形体肥胖，纳差，舌淡胖苔白腻，舌下青筋细而紫暗，脉细无力。

诊断：胸痹（中医诊断），冠心病（西医诊断）。

辨证：阳气不足，心络瘀滞。

治则：温振心阳，活血通络。

方药：保元汤加减。

人参 6g（另煎）	黄芪 15g	炙甘草 6g	肉桂 6g
桂枝 10g	丹参 10g	当归 10g	红花 10g
白术 15g	茯苓 15g	炒麦芽 10g	炒谷芽 10g

5 剂，日 1 剂，水煎分 3 次温服。

二诊：2015 年 10 月 14 日。

脉证：精神较前好转，纳食增加，心前区用热水袋温敷则诸症减轻，汗多，余症同前。

方药：保元汤合瓜蒌薤白半夏汤加减。

人参 6g（另煎）	黄芪 15g	炙甘草 6g	肉桂 6g
丹参 10g	当归 10g	红花 10g	薤白 30g
半夏 6g	枳实 6g	瓜蒌 15g	浮小麦 30g

5 剂，日 1 剂，水煎分 3 次温服。

三诊：2015 年 10 月 20 日。

脉证：气短喘促减，精神好转，纳食香，汗出减少，四末转温，舌淡苔白，脉细。

方药：

人参 3g（另煎）　　黄芪 10g　　桂枝 10g　　炙甘草 6g

丹参 10g

10 剂，日 1 剂，水煎分两次服。

四诊：2015 年 11 月 2 日。

脉证：日常活动无气喘，精神好，纳可，二便正常，舌淡苔白，脉细。

方药：

桂枝 10g　　炙甘草 6g　　丹参 10g

予服 10 剂以巩固疗效，随访 3 个月未复发。

按：本案患者为冠心病行经皮冠状动脉介入治疗后，素体阳气不足，心阳亏虚，失于温振鼓动，故胸闷不适，神疲气短，动则更甚；阳虚生寒，寒凝心脉，故喜温热；阳气不达四末，故四肢欠温；舌淡苔白、脉细均为阳气不足，舌下青筋细而紫暗是血瘀之象，四诊合参，属阳气不足、心络瘀滞。初诊方用保元汤加减，方中以人参、黄芪大补元气，以扶心气，炙甘草甘温益气，肉桂辛热补阳，散寒而通心络，又能纳气归肾。加桂枝通阳行瘀，治血滞心脉；丹参、当归、红花养血行瘀；白术、茯苓健脾和中；炒谷麦芽醒脾助食。

二诊时因患者精神较前好转，纳食增，故去白术、茯苓、炒谷芽、炒麦芽，针对胸阳得温则舒，考虑痰瘀阻络，加《金匮要略》瓜蒌薤白半夏汤治疗其痰瘀阻滞，胸阳不振；浮小麦止汗，因为汗为心之液，汗多伤阳，又能伤阴，所以在此止汗也必须重视，以防更伤心阳。三诊时诸症明显好转，故用人参、黄芪、桂枝、炙甘草、丹参五味药，将方中人参减量，与黄芪合用继续补心气，加桂枝甘草汤补助心阳，另加一味丹参活血通络。四诊时无明显不适，可行日常活动，又与桂枝甘草汤加丹参三味药缓投以巩固疗效。

5. 自拟方治疗糖尿病合并冠心病

逯某，女，56岁。

初诊： 2015年10月5日。

主诉： 胸闷、憋气20天。

脉证： 糖尿病病史9年，高血压病病史6年，形体肥胖，近20天总感觉胸闷，憋气，神疲，易汗出，舌淡胖苔白，脉细。查血糖7.6mmol/L，血压140/80mmHg，甘油三酯3.6mmol/L；心电图示：V_1-V_5、ST-T段压低。

诊断： 胸痹（中医诊断），糖尿病合并冠心病（西医诊断）。

辨证： 温阳通痹，活血化瘀。

方药：

桂枝10g 茯苓10g 薤白30g 檀香6g (后下)

丹参 10g　　当归 10g　　柴胡 10g　　桔梗 10g

枳壳 10g　　牛膝 10g　　黄芪 15g　　党参 10g

5 剂，日 1 剂，水煎分 3 次温服。

二诊：2015 年 10 月 12 日。

脉证：患者胸闷，憋气减轻，精神较前好转，今日大便干，双胁部胀满，舌脉同前，在初诊基础上加大黄 10g、白芍 10g、制香附 10g，再服 5 剂，诸症消失。

按：糖尿病患者 80% 可能合并冠心病，并且发作有以下特点：①糖尿病患者由于有神经病变，因此常有感觉减退。发病时常无明显痛楚，甚至虽已心梗，但仍毫无不适，这是导致猝死的原因之一。②发病年龄较轻且肥胖。③糖尿病患者在休息时有心悸、胸闷、头晕等，这是由于心脏神经功能受损所致的。因此有糖尿病而出现胸闷、憋气等不适者，或并无明显不适者都要注意心电图检查，早日发现糖尿病合并冠心病。除西药的治疗外，要加用中医辨证调理，对缓解临床症状，改善预后有着重要作用。中医认为此属"胸痹"范畴，此案患者属阳气不足，心脉瘀阻。方中桂枝、茯苓温阳化气，逐阴寒、振心阳；薤白辛散温通，善于散阴寒之凝滞，通胸阳；檀香味辛，辛温可行气散寒；丹参、当归活血化瘀，通心络；柴胡、桂枝、枳壳、牛膝升降相合，调畅气机，开胸通阳，行气而助活血；党参、黄芪益气养心，现代研究证实这两味药可扩张冠状动脉，增强心肌收缩力，明显改善心肌供血。

二诊时诸不适减轻，因大便干，双胁部胀满，另加大黄通便泄热，也可化瘀破滞，白芍、制香附疏肝理气，调畅气机，再服 10 剂而临床不适消失，后间断调理，病情稳定。

6. 清火涤痰汤加减治疗失眠

李某，男，47 岁。

初诊：1998 年 3 月 27 日。

主诉：失眠两年余，加重 1 周。

脉证：夜间烦躁而不寐，伴口苦，头目眩晕，头重如裹，胸闷，嗳气，咳嗽痰多，恶心纳差，形体肥胖，大便秘结，舌质偏红苔黄腻，脉滑数。既往有高血压病史 8 年，最高时血压 170/100mmHg，口服苯磺酸左旋氨氯地平片（2.5mg/次，日 1 次）。

诊断：不寐（中医诊断），失眠（西医诊断）。

辨证：痰热内扰。

治则：清热化痰，养心安神。

方药：清火涤痰汤加减。

胆南星 10g　　川贝母 10g　柏子仁 10g (捣)　茯神 10g

麦冬 15g　　　丹参 10g　　僵蚕 10g　　　菊花 10g

杏仁 10g (捣)　橘红 10g　　熟大黄 10g　　钩藤 30g (后下)

7 剂，日 1 剂，水煎分 3 次温服。

另加复方鲜竹沥液 20ml/次，日 2 次，口服。

二诊：1998 年 4 月 6 日。

脉证：烦躁减，大便日解 1 次，头晕、胸闷、恶心纳差、嗳气均有好转，但仍感心悸不安，眠差，查血压 150/90mmHg。在初诊方基础上加珍珠母 30g _{（先煎）}、朱砂 1.2g _{（冲）}，再服 7 剂。

三诊：1998 年 4 月 15 日。

脉证：患者诉二诊方服至 5 剂而睡眠渐好，大便正常，舌质偏红苔黄腻，脉滑小数，血压 140/80mmHg。

方药：温胆汤加减。

治疗半月后停药，后随访失眠症状无复发，在治疗过程中全程强调忌食辛辣、肥甘厚腻。

按：清火涤痰汤出自《医醇剩义》，由丹参、麦冬、茯神、柏子仁、贝母、橘红、胆南星、僵蚕、菊花、杏仁十味药组成，主治痰火，甚则阳狂烦躁，语言错乱者。此患者肝胆之经有热有痰则口苦目眩；痰热内甚，扰乱心神则烦躁失眠；痰热郁阻，气机不畅则头重、胸闷、恶心、嗳气、便秘；舌质偏红苔黄腻、脉滑数均为痰热之象，正合清火涤痰汤之病机。原方加熟大黄泄热通腑；钩藤清热平肝，息风定惊，现代药理研究表明钩藤有降压作用。二诊时诸症好转，加珍珠母、朱砂重镇安神，进一步改善睡眠。三诊时睡眠已佳，但还有痰热之象，改用温胆汤善后调理而愈。因其形盛体胖，为痰湿内盛之体，所以在治疗全过程强调控制饮食、加强运动、减轻体重，从根本上调整其体质状态。

7. 血府逐瘀汤治疗失眠

孟某，女，45岁。

初诊：2014年8月15日。

主诉：失眠两年。

脉证：2012年10月行子宫全切术后出现睡眠差，有时只能睡1~2小时，伴梦多，胸胁胀痛，腹痛，双下肢皮肤粗糙，舌边有瘀斑，苔白，舌下络脉青紫迂曲，脉涩。

诊断：不寐（中医诊断），失眠（西医诊断）。

辨证：血瘀气滞，心神失养。

治则：活血理气安神。

方药：血府逐瘀汤加减。

当归10g　　生地黄10g　桃仁10g _(捣) 红花10g

川芎10g　　柴胡10g　　赤芍15g　　枳壳10g

川牛膝10g　桔梗10g　　远志10g　　炒酸枣仁10g _(捣)

益母草15g　延胡索10g　川楝子10g　炙甘草6g

5剂，日1剂，水煎分3次温服。

二诊：2014年8月22日。

脉证：服5剂后，精神清爽，夜间睡4~5小时，腹痛、胸胁胀痛均减轻。

方药：初诊方加生龙齿15g。

继服10剂而诸症痊愈。

按：失眠之症有虚实之分，此属失眠实证。患者有手术史，术后腹痛，双下肢皮肤粗糙，梦多，舌边有瘀斑，脉涩均为血瘀之症。气为血之帅，血为气之母，血瘀则气滞，故胸胁胀满。四诊合参，患者病机为血瘀气滞，心神失养。治宜活血理气，方用血府逐瘀汤加延胡索、川楝子理气止痛，远志、炒酸枣仁安神助眠，益母草活血止痛。失眠从血瘀论治始于张仲景，酸枣仁汤中的川芎即有调畅肝气、行血消瘀的作用。清代王清任《医林改错》中血府逐瘀汤所治 19 条中与失眠有关者有 5 条。笔者受此启发，凡辨证属血瘀引起失眠者，用血府逐瘀汤均可取效。故治失眠不可拘泥，不能只注意脏腑机能紊乱、气血阴阳的平衡失调，而单从调理脏腑阴阳入手，活血化瘀法治疗顽固性失眠也值得重视。

8. 安神定志丸治疗失眠

翟某，女，35 岁。

初诊：2015 年 11 月 3 日。

主诉：夜不能寐 3 年，加重 10 余天。

脉证：患者丈夫于 2015 年 3 月因车祸去世，之后其一直心惊胆怯，夜不能寐，甚则于梦中惊醒，虚烦，心神不安，心悸，自汗，舌淡苔白，脉弦细。口服地西泮片、硝西泮片、右佐匹克隆片均效不佳。

诊断：不寐（中医诊断），失眠（西医诊断）。

辨证：心胆气虚。

治则：益气镇惊，安神定志。

方药：安神定志丸加减。

远志 10g　　石菖蒲 10g　　茯神 10g　　茯苓 10g

朱砂 1.2g（冲）　龙齿 15g　　党参 10g　炒酸枣仁 10g（捣）

炙甘草 6g

5 剂，日 1 剂，水煎分 3 次温服。

二诊：2015 年 11 月 10 日。

脉证：患者入睡快，夜梦减少，服药期间未出现梦中惊醒，余症同前。

方药：在初诊方基础上加知母 10g、柴胡 10g 以清热除烦，疏肝理气；去朱砂，加磁石 15g 以镇心安神，以防朱砂汞中毒。5 剂，2 日 1 剂，水煎服。

三诊：2015 年 11 月 20 日。

脉证：患者无心神不安、心悸、自汗，可睡 6 ~ 7 小时，梦少，不易醒，仍有胆怯。

方药：二诊方调理善后。

半年后随访，精神较前好，眠佳，生活正常。

按：患者丧偶，突受打击和惊恐而发病，正如《类证治裁·不寐》所谓："惊恐伤神，心虚不安。"心悸、自汗均为心气虚之症，胆气虚则遇事易惊，梦中惊醒，胆怯恐惧，舌淡苔白，脉弦细，均为心胆气虚、血虚的表现，治疗选安神定志丸益气镇惊，安神定志，此方朱砂、龙齿重镇安神；远志、石菖蒲入心开窍，除痰定惊；茯神、党参健脾益气，协助主药宁心除痰；朱砂正如叶仲坚所说："经云神气舍心，精神毕具。"又曰："心者生之本，神之舍也，且心为君主之官，主不明则精气乱神，太劳则魂魄散，所以窹寐不安……朱砂具光明之体，色赤通心，重能镇怯，寒能胜热，甘以生津，抑阴火之浮游，以养上焦之气，为安神之第一品。"朱砂有毒，主要成分是硫化汞，用朱砂必须注意以下几点：①不能久服，日常用量不超过1.2g。②不能入煎剂，需研磨冲服。③禁忌火煅，火煅后则析出水银，毒性更强。④必须在医生指导下使用。因朱砂不能久用，笔者常在1周后改用磁石代之。朱砂与磁石均性寒，入心经，质重沉降，同为重镇安神药。治心神不宁，惊悸失眠者，可用磁石代朱砂。

9. 蒿芩清胆汤治疗失眠

崔某，女，64岁。

初诊： 2015年10月3日。

主诉： 夜寐不安1年余。

脉证： 失眠1年余，伴心烦口苦、头重眩晕、胸闷恶心，开始时服用复方枣仁胶囊（0.4g/粒，睡前1粒）疗效尚可，1月后无效，之后改用过地西泮片、硝西泮片、右佐匹克隆片均疗效较差，最多能睡2~3小时，舌质红苔腻微黄，脉弦滑。

诊断：不寐（中医诊断），失眠（西医诊断）。

辨证：痰热内扰。

治则：清热利胆，养心安神。

方药：清火涤痰汤。

胆南星 10g　　浙贝 10g　　　竹沥 10g　　　柏子仁 10g(捣)

茯神 10g　　　麦冬 15g　　　丹参 10g　　　僵蚕 10g

菊花 10g　　　杏仁 10g(捣)　菊花 10g　　　姜汁 6g

5 剂，日 1 剂，水煎分 3 次温服。

二诊：2015 年 10 月 9 日。

脉证：睡眠有所好转，痰少，仍口苦、口黏、恶心，小便不利，舌脉同前。

治则：清热化痰，和胃安神。

方药：蒿芩清胆汤加减。

青蒿 15g　　　黄芩 10g　　　姜竹茹 10g　　陈皮 10g

赤茯苓 10g　　滑石 10g(包煎)　生薏苡仁 30g　炙甘草 6g

茯神 10g　　　夜交藤 10g　　半夏 9g

5 剂，日 1 剂，水煎分 3 次温服。

三诊：2015 年 10 月 15 日。

脉证：睡眠明显好转，口苦、口黏、恶心消失，小便通利，舌淡苔白，脉弦。

方药：二诊方再服 5 剂而愈。

按：此患者初诊时辨证为肝胆经有热有痰，则口苦、眩晕；痰火内扰，扰乱心神则心烦、失眠；痰瘀郁阻气机则头重、胸闷、恶心，舌脉均为痰热之象，故选清火涤痰汤化痰清热，养心安神。二诊时虽睡眠有好转，但口苦、口黏、恶心不减，又有小便不利，分析此失眠为"胃不和则卧不安"，综合细审为胆热痰阻，痰热扰心，顿悟当用清胆利湿、和胃化痰的蒿芩清胆汤。胆经湿热故见胸闷、口苦，热邪扰心则心烦不眠，胆病犯胃，湿热痰浊中阻，胃失和降则恶心，此案心烦失眠，主要病机一则热邪扰心，二则胃中不和。蒿芩清胆汤出自《重订通俗伤寒论》，可清胆利湿、和胃化痰，主治少阳胆经热甚，兼湿热痰浊中阻者。原方中青蒿、黄芩清少阳湿热；姜竹茹、陈皮、半夏、枳壳清胃降逆而化痰；赤茯苓、碧玉散既可导胆热下行，从小便而出，又能利湿和中，诸药合用，少阳胆热可清，脾胃痰湿得化。二诊方在原方基础上去枳壳、青黛，加用生薏苡仁加强祛湿作用，茯神、夜交藤加强安神效果，药证相符，效果速验。

10. 真武汤合理中汤加减治疗嗜睡

陈某，男，67岁。

初诊： 1996年3月18日。

主诉： 嗜睡乏力1月。

脉证： 患者素体弱，1月前因感冒自服感冒药后出现睡多，其妻讲一天24小时就睡20小时，双下肢肿，四肢不温，懒言少动，舌淡苔白，脉沉细无力。查血压110/70mmHg，血常规、脑 CT 无异常。

诊断：多寐（中医诊断），嗜睡（西医诊断）。

辨证：阳气不足。

治则：温阳益气，行气化水。

方药：真武汤合理中汤加减。

制附子 6g（先煎）　　白术 10g　　茯苓 10g　　白芍 10g

干姜 6g　　　　　党参 10g　　猪苓 10g　　炙甘草 6g

生姜 2 片　　　　大枣 3 枚

5 剂，日 1 剂，水煎分 3 次温服。

二诊：1996 年 3 月 26 日，诸症好转，效不更方，又进10 剂而愈。

按：多寐一证，中医认为与阳气不足及阳气痹阻关系密切，阳气痹阻又与痰湿、瘀血有关。与《黄帝内经》所述的"嗜卧""喜眠"相类似。本案患者年老体弱，复加感冒而出现多寐，兼四肢不温、懒言少动，舌淡苔白，脉沉细均为阳气不足之症。肾阳不足，故精神疲惫、嗜睡，阳气不足，不能温煦肌表四肢，故畏寒肢冷，阳虚不能化阳行水，故下肢肿。方选真武汤合理中九加减，治脾胃阳虚，水湿内储，方中制附子、干姜辛热温阳，附子温肾，干姜温脾；党参、白术健脾益气；茯苓、猪苓利水渗湿以消肿；白芍之用，其义有二：一则利小便以行水气，《神农本草经》言其能利小便，《名医别录》亦谓之"去水气，利膀胱"，二则可防止附子燥热伤阴；炙甘草和中益气，诸药共奏温补脾肾之功。脾肾阳旺，水谷得运，化源渐充，则精神自振，嗜睡自除。

三、脑系病症

1. 人参养营汤加减治疗顽固性头痛

崔某，女，45 岁。

初诊：2015 年 12 月 3 日。

主诉：间歇性头痛 3 年余。

脉证：头痛 3 年有余，时发时止，遇劳加重，纳食差，神疲乏力，伴头晕，面色少华，月经量少色暗，舌淡苔白，边有瘀斑，脉细涩。查血压：130/80mmHg。颈椎 X 片、脑 CT 无异常。

诊断：头痛（中医诊断），头痛待查（西医诊断）。

辨证：气血不足，兼血瘀。

治则：益气养血，活血化瘀。

方药：人参养营汤加减。

人参 6g（另煎）	当归 15g	白芍 10g	熟地黄 15g
黄芪 15g	白术 10g	茯苓 10g	陈皮 10g
川芎 10g	桃仁 10g（捣）	红花 10g	桂枝 10g
全蝎 5g	蜈蚣 3 条	炙甘草 6g	大枣 5 枚

6剂，日1剂，水煎分3次温服。

二诊：2015年12月15日。

脉证：患者因家中有事，服完6剂中药后间隔几天方来诊，现头痛减轻，精神较前好转，不头晕，余症同前。

方药：初诊方加焦三仙各10g，川芎改为15g，用法同上。

三诊：2015年12月22日。

脉证：已无头痛，精神好，头不晕而面色有华。在初诊方基础上调理两周而愈，3月后随访，头痛无复发。

按：头痛是临床常见的症状之一，诸多疾病均可引起头痛，如感冒、颅内血管病变、颅内感染、颅内占位病变、高血压、颈椎病等，临床要注意仔细鉴别。本案中头痛日久伴头晕，时发时止，遇劳加重，纳差神疲，均为脾虚生化无力，中气不足，清阳不升，浊阴不降，清窍不利，故头痛、头晕；劳则气伤则遇劳易发，痛势加重；中气不足，阳气不布则神疲乏力，面色少华，脉细舌淡为血虚不荣于面，不充于血；月经量少色暗，舌有瘀斑为血瘀之象。方用人参养营汤加减。人参、黄芪、白术、炙甘草益气健脾，当归、白芍、熟地黄养血，陈皮理气开胃，以防补血药滋腻脾胃，川芎、桃仁、红花活血化瘀止痛，桂枝温经活血，再加全蝎、蜈蚣虫类搜剔之品以加强止痛之效。全方以益气养血，兼活血化瘀止痛之法，3年之头痛得以根除。

2. 吴茱萸汤治疗头痛

陈某，男，27岁。

初诊：2016年3月12日。

主诉：头痛反复发作3月余。

脉证：巅顶偏右疼痛反复发作3月余，每因感冒而诱发，呈跳痛样，口服氨咖甘片或去痛片可缓解。经当地中西医多方诊治，疗效不佳。刻下症：近日头痛加重，发作较前频繁，脘腹胀满，呕吐清水，汗多易感冒，精神差，纳差，二便正常。舌淡苔薄白，脉弱。查血压正常，颈椎X片，头颅CT均无异常。

诊断：头痛（中医诊断），头痛待查（西医诊断）。

辨证：肝胃虚寒，浊阴上逆。

治则：温胃散寒，降浊滋阴。

方药：吴茱萸汤合香砂养胃丸。

广木香 6g	砂仁 6g（后下）	党参 10g	生白术 10g
茯苓 15g	陈皮 10g	半夏 9g	炙甘草 6g
吴茱萸 6g	厚朴 10g	生姜 10g	大枣 15g

颗粒剂4剂，日1剂，开水冲，分3次温服。

二诊：2016年3月17日。

脉证：头痛、呕吐较前明显减轻，脘腹胀满减，纳食较前好转，余症同前。

方药：吴茱萸汤合玉屏风散。

黄芪 20g　　白术 15g　　防风 10g　　吴茱萸 10g

党参 10g　　生姜 10g　　大枣 15g

颗粒剂 8 剂，日 1 剂，开水冲，分 3 次温服。

三诊：2016 年 3 月 26 日。

脉证：头痛止，无呕吐清水，汗出减，近日未感冒，舌脉同前。

方药：二诊方再予 8 剂，改用汤药，水煎，2 日 1 剂，以巩固疗效。

随访半年极少感冒，头痛未再发。

按：《伤寒论》378 条："干呕，吐涎沫，头痛者，吴茱萸汤主之。"此方可暖肝温胃，升清降浊，用治肝胃虚寒，浊阴上逆之头痛。只要抓住头痛、干呕、吐涎沫，即可用此方。临床上不必具备四肢欠温，脘腹冷痛，舌淡苔白滑，脉弦沉或弦迟等证候。此患者初诊时见其精神差，纳差，脘腹胀满，又有头痛，呕吐清水，故用吴茱萸汤合香砂养胃丸治之，收效甚好。二诊时胃阳不足，湿阻气滞证候已除，抓住汗多易感，每因感冒诱发头痛加重之病机，选用吴茱萸汤合玉屏风散益气固表，增强防御外感的能力，此病案既注重辨证论治的灵活性，又采用了方证相应的原则。由吴茱萸汤的使用，我们可以体会到，在经方的学习及使用上，首先是辨阴阳，再者就是抓主症，只有方证对应，方机相应，才能取得好的效果。

3. 羌活胜湿汤加减治疗头痛

段某，男，37 岁。

初诊： 2016 年 10 月 8 日。

主诉： 头痛反复发作 3 年，加重 5 天。

脉证： 患者诉头痛时轻时重，每因外感而加重。刻下症：头痛在巅顶、枕部，伴见头沉重，四肢困重，纳呆胸闷，大便稀，一日 2~3 次，舌质暗苔白腻，脉濡。查血压 120/80mmHg，头颅 CT、颈椎 CT 均无异常。

诊断： 头痛（中医诊断），头痛待查（西医诊断）。

辨证： 风湿阻窍。

治则： 祛风胜湿止痛。

方药： 羌活胜湿汤加减。

羌活 10g	独活 10g	防风 10g	蔓荆子 10g
川芎 10g	藁本 10g	白芷 10g	厚朴 10g
藿香 10g	炒麦芽 15g	炒谷芽 15g	炙甘草 6g

5 剂，日 1 剂，水煎分 3 次温服。

二诊： 2016 年 10 月 14 日。

脉证： 头痛减轻，纳食较前好转，无胸闷，大便同前。

方药： 初诊方去厚朴、藿香，加红花 10g、赤芍 10g、全蝎 5g，再服 5 剂，服法同前。

三诊： 2016 年 10 月 20 日。

脉证：头已不重，时有轻微头痛，大便仍稀。

方药：二诊方加车前子 10g、淡竹叶 6g，又服 10 剂而诸症消除。

按：患者头痛 3 年，时轻时重，多因受风而加重，头痛且重符合风湿头痛的特点。脾湿不运，困于四肢，则四肢困重；湿阻中焦，则纳呆胸闷；湿胜则濡泄，故大便稀；苔脉均为湿胜之象。故治宜祛风胜湿，用羌活胜湿汤加减。方中羌活、独活、防风祛风胜湿；蔓荆子、川芎、藁本、白芷祛湿、清头目而止痛。加藿香、厚朴行气化湿，纳呆加炒二芽。二诊时患者虽诉有效，胸闷、纳食均好转，故去藿香、厚朴，但考虑头痛日久，痛有定处，舌质较暗，有入络之象，故加红花、赤芍活血化瘀，全蝎虫类药搜剔祛风。三诊时头痛、头重明显好转，为巩固疗效，在二诊方基础上加车前子、淡竹叶淡渗利湿，利小便而实大便，又服 10 剂而愈。

4. 芍药钩藤木耳汤治疗偏头痛

郭某，男，34 岁。

初诊：2016 年 8 月 15 日。

主诉：右侧偏头痛 10 余天，加重 3 天。

脉证：呈抽掣样痛，疼痛剧烈，从上午 11~12 点开始至下午 3~4 点止。期间不能进行任何活动，伴有心烦，口苦，恶心，出汗，纳差，便秘，溲赤，舌质红苔黄，脉弦数。患者平素抽烟，曾嗜酒，后因酒精肝戒酒。查血压120/80mmHg，头颅 CT 未见明显异常。

辨证：肝阳偏亢，肝经风火上扰。

诊断：偏头痛（中医诊断），神经性头痛（西医诊断）。

治则：平肝清热，息风通络。

方药：芍药钩藤木耳汤。

白芍 30g	钩藤 30g	桃仁 10g（捣）	木耳 15g
郁李仁 10g	天麻 10g	全蝎 5g	蜈蚣 3 条
柴胡 5g	龙胆草 10g	川芎 20g	炙甘草 6g

4 剂，日 1 剂，水煎分 3 次温服。

二诊：2016 年 8 月 19 日。

脉证：头痛减轻，仍口苦，便秘，溲赤，头痛时间推迟到 1 点，持续 2 小时后消失，可从事日常活动。

方药：初诊用方加夏枯草 10g 以加强清泻肝火的作用。4 剂，日 1 剂，水煎服。

后其母因腹胀就诊，问其儿子头痛情况，述服前方后，头痛已消，现无不适。

按：偏头痛又称"偏头风"，与肝阳偏亢、肝经风火上扰有关，本患者曾长期嗜酒，湿热内蕴肝经，肝火循经上扰清窍则头痛，肝主筋，肝火耗伤津液，筋脉失养，则抽掣而痛，上午 11~12 点到下午 3~4 点，正是阳热亢盛之时，肝经风火得外阳相助更甚，故此段时间头痛剧烈。芍药钩藤木耳汤是门纯德先生的自拟方，方中芍药、木耳和肝血、养肝阴、濡筋脉，缓急止痛；天麻、钩藤平肝息风，解痉止痛；全蝎、蜈蚣散瘀通络，息风止痉以定痛；桃仁、郁李仁破瘀血，润燥结，以通筋脉（原方蒦苣子本地无此药，故用桃仁代），炙甘草调和诸药，延长药效，同芍药配伍，酸甘化阴，养阴益血，可治挛急。加柴胡引药入经，龙胆草清肝泻火，川芎是治偏头痛之要药，金元时期李东垣更有"头痛必用川芎"之谓，王好古也谓其可"搜肝风，补肝气，润肝燥，补肝虚"，且川芎之效关键在其重用。12味药主辅相谐，标本同治，共奏平肝潜阳、息风泻火、柔筋止痛之效，因方证相符，故其效如神。

5. 半夏白术天麻汤加减治眩晕

段某，男，68岁。

初诊： 2015年8月10日。

主诉： 间断头晕3年，加重1周。

脉证： 头晕时轻时重3年，1周来头晕加重，伴神疲倦怠，头蒙如裹，时吐痰涎，形体肥胖，舌胖苔白厚润，脉弦滑。查血压160/90mmHg，头颅CT、颈椎CT未见明显异常。血脂、血流变、肝肾功能均在正常范围。既往高血压病史3年，口服替米沙坦片（40mg/次，日1次），硝苯地平缓释片（10mg/次，日2次），血压控制不佳。

诊断： 眩晕（中医诊断），高血压病（西医诊断）。

辨证： 痰浊内蕴。

治则： 燥湿祛痰，健脾和胃。

方药： 半夏白术天麻汤加减。

半夏 9g	白术 15g	天麻 15g	陈皮 10g
茯苓 15g	泽泻 10g	川芎 10g	当归 15g
干姜 6g	桂枝 6g	炙甘草 6g	生姜 2 片

大枣 3 枚

7 剂，日 1 剂，水煎分两次温服。

二诊： 2015 年 8 月 17 日。

脉证： 患者头晕大减，血压 140/90mmHg，初诊方加减半月，血压平稳，头晕消失。

按： 眩晕的病因常见有肝阳上亢、胃阴不足、气血亏虚、痰浊中阻、瘀血内阻。前人有"诸风掉眩，皆属于肝""无痰不作眩""无虚不作眩"之说，临床多属本虚标实。此案患者属痰浊内蕴，上蒙清窍，故见头晕；痰为湿聚，湿阻清阳，故倦怠、头蒙；痰浊中阻，胃气上逆，故呕吐痰涎；形体肥胖、舌脉均为痰浊内蕴之证。半夏白术天麻汤出自《医学心悟》，方中半夏、天麻为君药，半夏燥湿化痰，降逆止呕；天麻平肝息风而止眩晕，两药合用，为治风痰眩晕之要药。白术、茯苓健脾祛湿，以治生痰之源，共为臣药。陈皮理气化痰为佐药；炙甘草调和诸药，为使药。在此方基础上加干姜、桂枝，桂枝得干姜之助可温经化血，通阳利湿；干姜得桂枝之力可温中除寒，温阳化饮。加当归、川芎以活血通利血脉，因痰属阴质之邪，具胶黏之性，可致气血运行不畅而成"瘀"，即痰饮停滞日久，必致瘀血。加泽泻，合白术又为《金匮要略》之泽泻汤，可健脾利水，使浊阴下泻，而清阳自升。

此案提示高血压眩晕不能一味地使用平肝潜阳药，对于高血压病辨证确属痰湿者，当遵《金匮要略》"病痰饮者，当以温药和之"之训，温化痰湿，血压自然就下降了，临床医师当引以为戒！

6. 泽泻汤加减治疗颈源性眩晕

黄某，女，37 岁。

初诊：2015 年 3 月 7 日。

主诉：突发眩晕伴恶心呕吐 3 小时。

脉证：患者因发眩晕伴恶心呕吐 3 小时就诊，平日很少运动，形体较胖。刻下症：眩晕伴耳鸣，胸脘满闷，恶心欲吐，苔白腻，脉濡。查血压 125/80mmHg。既往有颈椎病史5 年。

诊断：眩晕（中医诊断），颈源性眩晕（西医诊断）。

辨证：脾失健运，痰湿内生。

治则：健脾化湿，和胃降逆。

方药：泽泻汤加减。

泽泻 30g　　白术 15g　　天麻 10g　　　　陈皮 10g

半夏 9g　　　茯苓 15g　　旋覆花 10g(包煎)　代赭石 10g(捣)

炙甘草 6g　生姜 2 片　大枣 3 枚

5 剂，日 1 剂，水煎分 3 次温服。

服 2 剂呕吐止，5 剂服完前诸不适全无。

按：颈源性眩晕症状多在颈部或头部活动时诱发加重，尤其在剧烈运动时症状更为显著，可伴有恶心、呕吐、耳鸣、耳聋等症状。《丹溪心法》有言："无痰则不作眩，痰因火动，又有湿痰者，有火痰者。"此类病人形体多肥胖，有高脂、高黏血症。多因嗜酒劳倦，伤及脾胃，运化失常，痰浊内生，导致清阳不升，浊阴不降而引起眩晕。本案所用泽泻汤出自《金匮要略》，由泽泻、白术两味药组成，具有利水除饮、健脾利水的功效，用于治疗支饮引起的眩晕。方中泽泻甘淡，利水渗湿，使水湿从小便而出；白术甘苦，健脾益气，助脾之运化；加天麻息风止头眩；陈皮、半夏、茯苓、炙甘草、大枣燥湿化痰，健脾和胃，因其伴恶心欲吐，故加旋覆花、代赭石除痰降逆。全方组方简单，但既有针对疾病之本——脾运失常而健脾益气利湿之药，又有针对致病之病理产物的化痰之药，还有对症之天麻息风止眩，旋覆花、代赭石化痰降逆止呕。因、机、症兼顾，效如桴鼓。

7. 真武汤合苓桂术甘汤治疗脑梗死后遗症

姜某，男，60 岁。

初诊：2020 年 3 月 6 日。

主诉：口中泛吐清水半月。

脉证：因脑梗死在县医院住院 7 天，出院后遗留口水多，1~2 分钟即需吐口中清水，下肢肿，四末不温，纳食好，口臭，大小便正常，舌淡苔白，脉弦细。

诊断：中风（中医诊断），脑梗死后遗症（西医诊断）。

辨证：肾阳不足，阳虚水泛。

治则：温补肾阳，健脾利湿。

方药：真武汤合苓桂术甘加减。

制附子 6g（先煎）　茯苓 30g　　　生白术 15g　炒白芍 10g

桂枝 10g　　　　车前子 10g（包煎）　猪苓 10g　　五味子 10g

炙甘草 6g　　　生姜 2 片　　　大枣 3 枚

3 剂，日 1 剂，水煎分 3 次温服。

二诊：2020 年 3 月 9 日。

脉证：口水已不流，双下肢白天已不肿，仅活动后晚上有轻度浮肿，视物流泪，精神差，嗜睡，双下肢痒，纳食好，大小便正常。服中药后尿较前多，舌淡苔白，脉细。

方药：初诊方加石菖蒲 10g、白鲜皮 15g、地肤子 30g（包煎）。3 剂，日 1 剂，水煎分 3 次温服。

三诊：2020 年 3 月 13 日。

脉证：神疲，眼花，嗜睡，腿软，纳可，大便正常，舌淡苔白，脉细。

方药：八味肾气丸加减。

肉桂 3g   制附子 8g（先煎）   熟地黄 15g   山茱萸 10g

山药 10g   泽泻 10g   牡丹皮 10g   茯苓 10g

怀牛膝 10g   川断 10g   桑寄生 10g   柴胡 10g

升麻 10g   枸杞子 10g   菊花 10g   生白术 10g

5 剂，日 1 剂，水煎分 3 次温服。

按：水肿指体内有过多水分停留，水性喜动不静，可停留于全身各处，因其部位不同而症状不同。患者口水多，下肢肿，脉弦细，舌淡苔白为寒象，且口水多与下肢肿说明水液停留，故治以温阳利水，《黄帝内经素问》云："故其本在肾，其末在肺，皆积水也""诸湿肿满，皆属于脾。"治水肿之大法，宜调中健脾，脾气实，自能升降运行，则水湿除也，此治其本。本病病位在肺、脾、肾，肺失宣降通调，脾失转输，肾失开阖，膀胱气化失常，导致体内水液潴留，停于下肢，肺、脾、肾三脏相互联系，相互影响。如肺脾之水肿，久必及肾，导致肾虚而使水肿加重；肾阳虚，火不暖土，则脾阳虚，土不制水，使水肿甚，肾虚水泛，上逆犯肺，则肺气降，失其宣降通调之功能，加重水肿。肺虚则气不化精，脾虚则土不制水，肾虚则水无所主而妄行。《金匮要略》中云："病痰饮者，当以温药和之。"所以本方当温阳为主，方选真武汤合苓桂术甘汤加减，制附子温肾助阳，以行气化水，兼暖脾土，以温运水湿；生白术温中除湿益气；茯苓健脾益气、利水渗湿，使水邪从小便而去；桂枝温阳化气，助膀胱利水。苓桂相合，为温阳化气、利水平冲之常用组合。车前子、猪苓有利小便、助水道之功用；炒白芍利小便，以化气行水，且制附子之辛热；五味子敛肺气，补肺；炙甘草补益脾气，以培土生金，土又能制水，以恢复通调水道之功，有上病下取、提壶揭盖之妙。诸药合用，共奏温阳利水之功，阳气足，水湿自消，则无生痰之源，有治其本之意。二诊水湿困脾，患者则精神差、嗜睡，加以石菖蒲开九窍，化湿醒脾醒神。患者双下肢皮肤瘙痒，加白鲜皮祛风燥湿，利九窍；地肤子祛风止痒，利小便，且可补中益气。三诊患者仍嗜睡、神疲、眼花，考虑为肾阳不足以化精，亏耗日久，则眼花，脾肾之阳不足，不能升清，故方选八味肾气丸加减。方中肉桂引火归元，与制附子同制温肾阳，补命门之火；怀牛膝、川断、桑寄生补肝肾，强腰膝；柴胡与升麻升阳举陷，升清脾阳，以治嗜睡、神疲；阳不足则易困，故以菊花明目养肝。诸药合用，可滋补肾阳，补肝肾，益精。

四、肝系病症

1. 逍遥散合参苓白术散加减治疗抑郁症

刘某，男，63 岁。

初诊： 2019 年 11 月 3 日。

主诉： 情绪失常半年。

脉证： 患者半年来情绪易激动，经常哭泣，唉声叹气，腹泻，形胖，易出汗，睡眠欠佳，纳食好，舌淡苔白，脉弦。既往有高血压病史 10 年，近 5 年规律服用尼群地平片（10mg／次，日 3 次）和复方利血平片（1 片／次，日 3 次），血压控制尚稳定。

诊断： 脏躁（中医诊断），抑郁症（西医诊断）。

辨证： 肝郁脾虚。

治则： 疏肝解郁。

方药： 逍遥散合参苓白术散加减。

柴胡 10g	当归 10g	白芍 10g	茯苓 15g
炒白术 10g	党参 10g	炒白扁豆 30g	炒山药 30g
莲肉 10g	合欢花 10g	砂仁 6g(后下)	生薏苡仁 30g
炒酸枣仁 10g(捣)	远志 10g	防风 10g	炙甘草 6g
生姜 2 片	大枣 3 枚		

5 剂，日 1 剂，水煎分 3 次温服。

同时建议停用复方利血平片、尼群地平片，改用苯磺酸左氨氯地平片（2.5mg／次，日1次）降压。

二诊：2019年11月10日。

脉证：患者家属诉患者服药后情绪较前好转，近几日来未出现哭闹无常，大便次数较前减少，睡眠仍欠佳，汗多，舌脉同前。

方药：初诊方加生龙骨15g（先煎）、生牡蛎15g（先煎）、黄芪15g，药引（姜枣）同前。10剂，日1剂，水煎分3次温服。

三诊：2019年11月22日。

脉证：患者自述睡眠好，好几年都没像现在这样有很好的睡眠了，大便日1次，成形，汗出减少，仍言语少，易生闷气。

方药：逍遥丸6g／次，日2次，口服，玉屏风散1袋／次，日3次，口服。用药1周后停药，1月后随诊血压控制好，一切正常。

按：考虑此患者服用复方利血平片多年而引起抑郁症，可归属中医"脏躁"范畴。患者情绪易激动，经常哭泣，唉声叹气，睡眠欠佳，均属中医肝郁的表现，形胖腹泻属脾虚，汗出属肺虚表不固。《丹溪心法·六郁》中云："气血冲和，万病不生，一有怫郁，诸病生焉，故人身诸病多生于郁。"此病表现肝气郁结，肝病必当犯脾，造成肝脾不调而出现腹泻，腹泻日久，生化无源则气血不足，心脾两伤而失眠，脾虚土不生金，以致肺气不足而出现表虚汗多。整个过程中主病在肝，而脾、心、肺均有累积，故治用逍遥散疏肝理脾，参苓白术散加强健脾止泻作用；加合欢花解郁安神，是治郁证之佳品；砂仁、远志养血安神，用防风者，取风可渗湿之意，助以止泻，在慢性脾虚型腹泻中加防风有意外之效。二诊时加生龙牡重镇安神，加黄芪与前方中药配伍有玉屏风散之意，以益气固表止汗。三诊时病已好了四分有三，故改成药逍遥丸和玉屏风散善后调理而愈。据西医药理研究结果显示：复方利血平片为抗肾上腺素药，降压的同时可耗竭脑内肾上腺素、5-羟色胺等神经递质，长期应用会引起抑郁症状，如果属此种情况，那么停用利血平片也是治疗之关键。

2. 血府逐瘀汤加减治疗抑郁症

朱某，女，48岁。

初诊： 2017年3月15日。

主诉： 反复烦躁、失眠，纳呆两年。

脉证： 患者丈夫诉近两年来因家事矛盾，其心情不畅，渐至精神抑郁，易发脾气，头痛，健忘，闭经3年，不想和人说话，对原来最喜欢的孙子都嫌烦乱，脘闷嗳气，眠差，纳食差，二便正常，舌紫暗，舌有瘀点，脉弦。

诊断：郁证（中医诊断），抑郁症（西医诊断）。

辨证：肝气郁结，血行瘀滞。

治则：疏肝活血，理气解郁。

方药：血府逐瘀汤加减。

桃仁 10g（捣）　红花 10g　当归 10g　生地黄 10g

川芎 10g　　　赤芍 15g　桔梗 10g　柴胡 10g

枳壳 10g　　　川牛膝 10g 合欢花 10g 旋覆花 10g（包煎）

代赭石 10g（捣）苏梗 10g　半夏 9g　　炙甘草 6g

6 剂，日 1 剂，水煎分 3 次温服。

二诊：2017 年 3 月 24 日。

脉证：患者自诉脘闷嗳气减少，纳食增加，初诊方加香附 10g、泽兰 10g、益母草 15g。5 剂，日 1 剂，水煎分 3 次温服。

三诊：2017 年 4 月 11 日。

脉证：服药 5 剂后月经来潮，患者诉头已不痛，心情较前好转，仍睡眠不好，二诊方加炒酸枣仁 10g、茯神 10g、何首乌 10g。7 剂，调整 1 月余病愈。

按：抑郁症又称"抑郁障碍"，多见心境低落，思维迟缓，意志活动减退，认知功能损害，甚至悲观厌世，有自杀行为，影响工作、学习、生活和社交。本病归属于中医"郁证"范畴，多由情志不舒，气机郁滞而致病。本案患者因心情不好而发病，病程较长，气病及血，血行瘀滞，瘀阻不通则头痛；血行瘀滞，心神失养则失眠健忘；冲任瘀阻则闭经，舌暗且有瘀点为血行瘀滞之象。肝气郁结，故精神抑郁；肝气犯胃，胃气上逆则脘闷嗳气，纳食差。方用血府逐瘀汤加减治疗取得满意效果。方中桃红四物汤活血化瘀，配桔梗、川牛膝理气活血，调和升降；四逆散疏肝解郁；合欢花含有合欢苷、鞣质，可解郁安神，理气开胃，活络止痛；旋覆花、代赭石、苏梗、半夏和胃降逆，炙甘草调和诸药。二诊时效不更方，加香附、泽兰、益母草活血调经。三诊时月经来潮，患者心情较前好转，在初诊方基础上加炒酸枣仁、茯神、何首乌养血安神。中医认为郁证初起多属实证，病以气滞为主，经久不愈，则易由实转虚，但该例患者形体均无虚象，正符合《医林改错》血府逐瘀汤所治之症目项下强调说："瞀闷，即小事不能开展，即是血瘀""俗言肝气病，无故爱生气，是血府逐瘀""平素和平，有病急躁，是血瘀。"故综观一派实象，以气滞血瘀为主，非活血化瘀、疏肝和气不能治。

3. 四逆散加味治疗抑郁症

赵某，女，36 岁。

初诊：2015 年 8 月 1 日。

主诉：哭笑无常 1 周。

脉证：患者 1 周前因丈夫车祸身亡而悲伤太过，肝气郁结，胸闷不舒，继而厥逆不醒，经本村医生针刺人中、合谷等穴逐渐缓解。送医院诊治时，神情恍惚，悲伤哭泣，夜不能寐，手足厥逆，舌淡，脉伏而涩。查体：血压120/80mmHg，颈项无强直，听诊心率80次/分，心律齐，余无特殊阳性体征。头颅CT未见明显异常。

诊断：郁证、脏躁（中医诊断），癔症（西医诊断）。

辨证：肝气横逆，气郁神忧。

治则：调肝行气，解郁安神。

方药：四逆散加味。

柴胡10g　　炒枳实9g　　生白芍10g　　合欢花15g

合欢皮15g　　炙甘草6g

3剂，日1剂，水煎分3次温服。

二诊：2015年8月5日。

脉证：手足厥逆转温，夜寐较安，仍头脑不清，语无次序，哭笑无常，脉沉细而弦。

方药：甘麦大枣汤。

炙甘草30g　　浮小麦60g　　柴胡10g　　合欢皮15g

石菖蒲10g　　朱砂1.2g（冲）　　大枣10枚

3剂，日1剂，水煎分3次温服。

三诊：2015年8月10日。

患者神情正常，嘱其调畅情志，病渐愈。

按：初诊方为《伤寒论》四逆散加减。方中柴胡疏肝，宣畅气血；炒枳实利胸膈之气，辅柴胡一横一纵，使气机得调；合欢皮解郁和心志，宽胸理气；合欢花解郁安神；芍药甘草汤柔肝育阴而缓其急。使四末气阻得以通畅，则手足厥逆自解。二诊分析属气郁已通，心神未定，此患者因突闻噩耗，致肝郁气逆，心脾受损致脏阴不足而成疾，故用《金匮要略》甘麦大枣汤治之，全方可养心安神，润燥缓急，加柴胡、合欢皮疏肝解郁，石菖蒲入心宣窍，芳香醒脑，朱砂镇心清肝而安神。笔者认为脏躁发病除有营阴不足外，尚有情志失调和内脏机能失调，故甘润养心合疏肝解郁之法能大大提高疗效。

4. 滋水清肝饮合消瘰丸治疗桥本甲状腺炎

刘某某，女，35 岁。

初诊：1990 年 7 月 10 日。

主诉：手颤、心慌 1 年。

脉证：颈前肿大 1 年，伴手颤抖、心慌，西医诊断为桥本甲状腺炎，服用甲巯咪唑片（20mg / 次，日 1 次）、盐酸普萘洛尔片（10mg / 次，日 3 次）治疗，甲状腺功能虽有改善，但颈前肿大等症状无好转。就诊时颈前肿大，质地柔软，触之边界光滑无结节，伴失眠心悸，易急躁，手颤，消瘦，乏力自汗，闭经，纳食可，舌质红，脉弦数。

诊断：瘿病（中医诊断），桥本甲状腺炎（西医诊断）。

辨证：肝郁化火伤阴，痰瘀互结。

治则：养阴清火，化痰散结。

方药：滋水清肝饮合消瘰丸。

熟地黄 10g	当归 10g	白芍 10g	酸枣仁 10g (捣)
山茱萸 10g	茯苓 15g	山药 10g	柴胡 10g
浙贝 15g	栀子 10g	泽泻 10g	玄参 30g
夏枯草 30g	钩藤 30g	党参 10g	枸杞子 10g
生牡蛎 30g (先煎)	生石决明 15g (先煎)	生黄芪 10g	

10 剂，日 1 剂，水煎分 3 次温服。

二诊：1990 年 7 月 22 日。

脉证：手颤减轻，心烦自汗减，颈前肿块缩小，仍眠差，舌脉同前。

方药：初诊方加远志 10g、合欢花 10g、磁石 30g (先煎)，再予 10 剂。

三诊：1990 年 8 月 6 日。

脉证：二诊服完药后月经来潮，故推迟两天就诊。近日睡眠好，精神较前好转，汗出减少，手颤轻微，余无明显不适，颈前肿块大减，其后在此基础上调理善后而愈。

按：桥本甲状腺炎是一种非感染性自身免疫性疾病，病因不明，由遗传因素与自身免疫因素互相作用发病，可伴恶性贫血、系统性红斑狼疮、类风湿性关节炎等。90% 以上发生于女性，主要表现为甲状腺无痛性弥漫性肿大，少数可有甲亢表现，病程长，多数可逐渐发展而出现甲减。

本病在中医归属"瘿病"范畴，多由于饮食失常、情绪内伤等造成阴阳失调，气血失和，气滞、血瘀、痰凝结于颈项，形成甲状腺肿大。此例"气瘿"属难治之病。本案患者主因常生气动怒，肝郁日久，化火伤阴，心火亢盛，心阴亏虚则心悸、失眠、自汗，舌质红；肝火旺，风阳内盛则易急躁，手颤；火热耗伤精血，故乏力闭经。因肝肾同源，而肾水可滋养肝木，故方选滋水清肝饮滋养肾阴，加栀子以清肝泄热；加柴胡、当归、白芍舒肝养血；加酸枣仁养心安神；加生石决明、钩藤平肝息风以治手颤；加党参、生黄芪、枸杞子补益正气，滋养精血；合消瘰丸滋阴降火，化痰消肿，解郁散结；夏枯草清肝泻火，散结消肿。全方辨证准确，面面俱到，1月后诸症好转。

5. 逍遥散加减治疗脂肪肝

赵某，男，37 岁。

初诊：2018 年 7 月 8 日。

主诉：肝区胀痛半月。

脉证：半月来肝区胀痛，精神欠佳，形体肥胖，烦躁易怒，伴呃逆，大便偏稀，纳食欠佳，舌淡胖，有齿痕，边有瘀点，脉弦滑。查 B 超示脂肪肝。血天门冬氨酸氨基转移酶

68U/L，丙氨酸氨基转移酶56U/L，空腹血糖3.5mmol/L。

诊断：肝癖（中医诊断），脂肪肝（西医诊断）。

辨证：肝脾不调，痰瘀阻滞。

治则：疏肝健脾，化痰散瘀。

方药：逍遥散加减。

柴胡 10g	白术 10g	白芍 10g	茯苓 10g
当归 10g	薄荷 6g (后下)	陈皮 10g	夏枯草 15g
浙贝 10g	焦山楂 10g	决明子 10g (捣)	五味子 10g (捣)
丹参 10g	延胡索 10g	旋覆花 10g (包煎)	炙甘草 6g
生姜 2 片	大枣 3 枚		

10剂，日1剂，水煎分3次温服。

二诊：2018年7月20日。

脉证：肝区已无胀痛，精神较前好转，纳食增加，仍呃逆，大便稀，日2次，余症同前。

方药：在初诊方基础上去延胡索，加代赭石10g，药引同前。

10剂，日1剂，水煎分3次温服。

三诊：2018年8月3日。

脉证：精神好转，纳食正常，时有呃逆，大便稀无改变。

方药：在二诊方基础上加莲子肉10g、炒山药30g、炒白扁豆30g，药引同前。

7剂，日1剂，水煎分3次温服。

四诊: 2018 年 8 月 11 日。

复查肝功能、腹部 B 超无异常。

按: 患者为货车司机, 长期饮食不规律, 过饥或过饱, 日久致脾胃受损, 形胖舌胖, 精神欠佳, 纳食欠佳, 大便稀, 均为脾虚不运之症; 情绪急躁, 肝气旺盛, 则脾虚木乘, 导致肝脾不调, 故见肝区胀痛; 肝气犯胃, 胃气上逆, 出现呃逆; 肝气郁滞, 气滞则血瘀, 故舌有瘀点, 脾运失常则痰浊内生。四诊合参, 其主要病机是肝郁脾运失常, 痰阻瘀滞, 故方选逍遥散以疏肝理脾, 加陈皮、夏枯草、浙贝化痰, 延胡索止痛, 焦山楂、决明子降脂, 五味子降酶保肝, 丹参活血并改善肝脏微循环, 以改善肝功能, 旋覆花降逆止呃。二诊时诸症减, 仍呃逆和便稀, 故加代赭石加强降逆作用。三诊时呃逆亦减, 加莲子肉、炒山药、炒白扁豆健脾止泻。四诊复查肝胆 B 超及肝功能, 检测结果均正常。嘱其继续调情绪, 节饮食, 加强运动, 控制体重, 预防复发。

五、脾系病症

1. 半夏泻心汤加减治疗反流性食管炎

姜某, 女, 45 岁。

初诊: 2014 年 3 月 19 日。

主诉: 反酸烧心 7 月余。

脉证：反酸烧心 7 月余，时有胃脘痛，空腹时胃中嘈杂，胸骨后有烧灼感，口苦口干，进食则胃脘胀满，得温则舒，大便不畅，解大便时肛门有灼热感，舌淡胖苔黄腻，脉弦滑。体重半年减轻 3.5kg。胃镜示：慢性胃炎伴胃窦部糜烂，反流性食管炎。曾口服奥美拉唑肠溶胶囊（20mg / 次，日 2 次）、胶体果胶铋胶囊（200mg / 次，日 3 次）、多潘立酮片（10mg/ 次，日 3 次）、西沙比利片（10mg / 次，日 3 次），疗效差。

诊断： 反酸（中医诊断），反流性食管炎（西医诊断）。

辨证： 中焦寒热错杂。

治则： 辛开苦降，寒温并用。

方药： 半夏泻心汤加减。

法半夏 9g　黄连 6g　　　黄芩 6g　　　　干姜 9g

党参 10g　煅牡蛎 15g　　乌贼骨 30g (先煎)　吴茱萸 6g

广木香 6g　砂仁 6g (后下)　炒谷芽 10g　　　炒麦芽 10g

炙甘草 6g　生姜 2 片　　大枣 3 枚

5 剂，日 1 剂，水煎分 3 次温服。

二诊： 2014 年 3 月 24 日。

脉证： 烧心反酸、胃脘胀满减轻，大便好转，纳食稍增，舌脉同前。

方药： 初诊方加柴胡 10g、白芍 10g，7 剂。

三诊： 2014 年 4 月 2 日。

脉证：诸症好转，纳食香，食后胃脘部无不适，大便正常，日1次，进食不易消化食物后胃脘部偶有不适。

方药：二诊方续进16剂，2日1剂。

3月后随访，无复发。

按：患者初诊反酸烧心，空腹时胃中嘈杂，胸骨后有灼热感，均为胃中有热，而进食后脘胀，得温则舒为寒象，证合寒热错杂之病机。故用半夏泻心汤加减，方中煅牡蛎、乌贼骨制酸止痛，口苦口干考虑因病致郁，夹有肝火，故加左金丸泻肝火，祛湿制酸；广木香健脾理气，砂仁开胃消食，合用可和中理气；炒谷麦芽助消食和胃，炙甘草调和诸药。二诊加柴胡、白芍以疏肝气，调情志，调治1月而愈。

2.半夏泻心汤加减治疗幽门螺杆菌感染

柳某，女，42岁。

初诊：2019年3月5日。

主诉：口臭，胃脘灼痛3月。

脉证：近3月来口臭，胃脘灼痛，反酸，时有恶心，大便干。舌淡苔黄厚腻，脉滑。查胃镜示慢性胃炎，C14呼气试验1600 dpm/mmol。2018年体检时发现Hp感染，先后用"四联疗法"治疗两个疗程，Hp值均无明显下降。

诊断：胃脘痛（中医诊断），Hp感染（西医诊断）。

辨证：中焦寒热错杂，湿毒内侵。

治则：辛开苦降，利湿解毒。

方药：半夏泻心汤加减。

半夏 9g　　　　黄连 10g　　　黄芩 10g　　　　干姜 6g

瓦楞子 15g　　煅牡蛎 15g　　大黄 8g(包煎)　　木香 6g

川楝子 10g(捣)　吴茱萸 3g　　生薏苡仁 30g　　炙甘草 6g

5 剂，日 1 剂，水煎分 3 次温服。

二诊：2019 年 3 月 11 日。

脉证：大便日解 1 次，余症无明显减轻，黄厚腻苔转薄，初诊方继服 5 剂。

三诊：2019 年 3 月 17 日。

脉证：已无口臭，恶心，反酸，大便正常，复查 Hp 值降至 300 dpm/mmol，前两次方中黄芩、黄连恐其苦寒而多用伤胃，所以在初诊方中加佩兰 10g 芳香化浊、陈皮 10g 理气化痰。又予 5 剂煎服。

四诊：2019 年 3 月 23 日。

脉证：纳食香，二便正常，无明显不适，暂停服药，嘱饮食清淡，戒酒戒烟，3 周后复查 Hp，已至正常范围。

按：Hp 感染可引起消化性溃疡、慢性萎缩性胃炎、胃黏膜组织及淋巴瘤、缺铁性贫血等，根除幽门螺杆菌可减少或预防胃癌的发生。中医认为 Hp 感染是人体感受了外界"邪毒"，缠绵难去，故治当清热解毒利湿。现代药理研究表明部分清热解毒利湿的中药能杀灭 Hp，同时可以提高细胞免疫功能，增强机体防御能力，促进病情好转和痊愈。笔者临床针对 Hp 阳性患者每用半夏泻心汤加减治疗，均可取得很好的效果，本案在原方基础上加煅牡蛎、瓦楞子制酸，大黄、木香、川楝子理气通便止痛，同时现代医学研究证实此三药对 Hp 有杀灭作用；对有反酸者，笔者多加吴茱萸治之，而有左金丸之用。左金丸又称"回令丸"，出自《丹溪心法》，有清肝泻火、降逆止呕、和胃止痛之功效，原方黄连与吴茱萸按 6：1 入药，临床用时不必拘泥，需看寒热轻重，调整用药比例。《本草纲目》中有"薏苡仁阳明药也，能健脾益胃"的记载，苔厚腻者加生薏苡仁。

3. 附子泻心汤加减治疗消化道溃疡

李某，女，21 岁。

初诊：2016 年 7 月 22 日。

主诉：胃脘隐痛 5 年余，加重两月。

脉证：胃脘部隐痛 5 年余，近两月来加重，伴见胃脘部嘈杂，时有烧灼感，口干口苦，脘腹痞硬，肠鸣下利，平素四肢不温，畏寒，舌淡苔腻微黄，脉细。胃镜：胃、十二指肠球部溃疡，服奥美拉唑、兰索拉唑等药可暂时缓解。

诊断：胃脘痛（中医诊断），消化道溃疡（西医诊断）。

辨证：寒热错杂（湿热蕴胃、阳气不足）。

治则：寒热并用，温清兼施。

方药：附子泻心汤加减。

制附子 6g (先煎)　黄连 6g　　　　黄芩 10g　　　大黄 6g

广木香 6g　　　肉豆蔻 10g (搗)　炙甘草 6g　　　干姜 6g

10 剂，日 1 剂，水煎分 3 次温服。

二诊：2016 年 8 月 2 日。

服完 5 剂时，肠鸣下利止，服药 10 剂，腹已不痛，四肢转温。

按：附子泻心汤出自《伤寒论》第 155 条"心下痞，而复恶寒汗出者，附子泻心汤主之"。本方是仲景五泻心汤之一。由大辛大热的制附子与大苦大寒的大黄、黄连、黄芩组成。患者胃脘部隐痛，伴嘈杂，时有烧灼感，口干口苦，苔腻微黄均为湿热蕴结于胃，气机阻滞，湿热熏蒸，热郁于内。而肠鸣下利，四肢不温，畏寒，脉细，又为阳气不足所致。治疗需要寒热并用，温清兼施，方以三黄清泄心下之热，用制附子温肾助阳，以助一身之阳。方中干姜有理中之意，用广木香、肉豆蔻以治疗肠鸣下利之症。

4. 自拟疏肝降逆方治疗糖尿病胃轻瘫

荣某，男，52 岁。

初诊：2015 年 10 月 7 日。

主诉：中上腹胀满不适伴呕吐 3 天。

脉证：患有糖尿病 15 年，平时除控制饮食、适度锻炼外，间断服用降糖药物，由于家庭困难，也不经常复查血糖、尿糖，临床用药较盲目，病情一直未能得到很好的控制。秉性暴躁，血压偏高，常为一些生活小事自烦自恼。近日来，脘腹胀满逐渐加重，形体肥胖，呕吐饮食痰涎，纳呆食少，大便秘结，无多饮、多尿症状，舌淡红，苔白微腻，脉弦滑。查体：血压 150/90mmHg，胃脘部叩诊呈鼓音，触之疼痛，余无异常。查空腹血糖 13.2mmol/L，尿糖（++）。X 线检查：胃扩张膨大，胃蠕动及张力减弱，胃潴留，进钡餐 30 分钟，钡尚未进入十二指肠，6 小时胃内钡餐尚未排空。

诊断： 呕吐（中医诊断），糖尿病胃轻瘫（西医诊断）。

辨证： 肝胃不和，痰浊内停，胃气上逆。

治疗： 降糖、降压西药常规治疗，针对糖尿病胃轻瘫用西沙必利片（10mg／次，日 3 次）。

治则： 疏肝和胃，降逆化痰。

方药： 自拟疏肝降逆方。

柴胡 10g　枳壳 10g　　陈皮 10g　　　半夏 10g

茯苓 15g　厚朴 10g　　旋覆花 15g (包煎)　代赭石 15g (捣)

大黄 10g　炒白芍 10g　焦三仙各 10g　　鸡内金 10g

苏叶 10g

3 剂，日 1 剂，水煎分 3 次温服。

二诊： 2015 年 10 月 11 日。

脉证: 大便已通,呕吐已止,唯感脘腹仍胀,嗳气纳呆。初诊方略有加减,又服 10 剂,复查血糖、尿糖、血压,均在正常范围,胃轻瘫症状全部消失,X 线检查示胃排空正常,随诊 1 年无复发。

按: 糖尿病胃轻瘫患者常见的症状有恶心、呕吐、腹胀、嗳气、食欲不振,重则不能进食。中医认为糖尿病的基础病机是素体阴虚,但患者久病,每致情志失调,肝气抑郁,再加之饮食不节,易致肝胃不和、肝脾不调,脾运失常则腹胀、食欲不振,重则不能进食;若脾不运湿,痰饮内停,又可加重胃气上逆,见恶心呕吐之症。治以疏肝和胃、降逆化痰。自拟疏肝降逆方中柴胡、枳壳疏肝和胃;苏叶行气开郁;陈皮、半夏、茯苓、厚朴健脾祛湿,化痰降逆;旋覆花、代赭石可助降逆之力;炒白芍柔肝,健脾补虚;焦三仙、鸡内金消食化滞。若兼大便秘结,腑气不通,辨证属实者,可加大黄;阴虚便结者,加火麻仁等润肠通腑;阴伤口燥咽干、胃中灼热、舌红少苔或无苔者,半夏剂量不宜过大,以免温燥劫阴,并可酌加石斛、天花粉、沙参等药以增加生津养胃作用;枳壳、陈皮理气温燥药也应酌减或不用。全方针对以胃实为主者(气郁、痰湿、食滞),而对脾虚、阴虚仅是辅以调治。

5. 桂附理中丸加味治疗胃下垂

陈某，女，53 岁。

初诊：2015 年 3 月 15 日。

主诉：脘腹胀满两年余。

脉证：脘腹胀满，纳食少，形体渐消瘦，泛吐清涎，胃中有振水声，背寒肢冷，全身倦怠无力，大便不干，舌淡苔白，脉沉细。上消化道 X 线检查示：胃下垂，胃小弯在髂嵴连线下 5cm。

诊断：胃缓或胃下（中医诊断），胃下垂（西医诊断）。

辨证：脾肾阳气不足，饮邪停于中焦。

治则：温脾肾，化饮邪。

方药：桂附理中丸加味。

党参 6g　　　生白术 10g　　干姜 6g　　　　制附子 6g （先煎）

肉桂 3g　　　茯苓 10g　　　炙甘草 6g　　生姜 2 片

大枣 3 枚

6 剂，日 1 剂，水煎分 3 次温服。

二诊：2015 年 3 月 20 日。

脉证：精神较前好转，泛吐清涎止，余症同前。

方药：初诊方加黄芪 15g、广木香 6g、砂仁 6g （后下），再予 10 剂。

三诊：2015 年 4 月 8 日。

脉证：脘部胀满、背寒肢冷减，纳食欠佳，按其胃中仍有振水音，大便正常，舌脉同前。

方药：二诊方加焦三仙各 10g。12 剂，日 1 剂，水煎服。

四诊：2015 年 4 月 22 日。

脉证：精神好，食欲增，胃中无振水音，仅留轻微背寒。

方药：党参 6g　生白术 10g　干姜 6g　炙甘草 3g

颗粒剂 10 剂，早晚用温开水冲服。半月后复诊无不适，复查上消化道造影：胃下垂已愈。

按：中医胃缓指由于长期饮食失节，或七情内伤，或劳倦过度，而导致中气下陷，升降失常，出现脘腹痞满，嗳气，左腹下坠感，进食或行走时加重，卧则减轻，或有胃脘疼痛、辘辘有声。西医胃下垂指人在站立时胃的下缘垂坠于盆腔，胃小弯弧线的最低点降至髂嵴连线以下。胃缓首见于《灵枢经·本脏》"肉䐃不称身者胃下，胃下者，下管约不利。肉䐃不坚者胃缓……"此患者病程较长，既往多用补气升陷之方，疗效不佳。综观诸症，着眼得温则舒和背寒肢冷，立温补脾肾、温化痰饮之法治之，随症加减 1 月病愈。细思此案脾肾阳虚，属虚寒证，所以得温则减，脾阳不足，则阳气不升，肾为胃关，命火不足而不能暖胃熟谷，脾不得肾火资助而升举功能更差，脾运失常，痰饮内生，停于中焦更碍升降有常。升清降浊功能失常而发此病，方用桂附理中九合苓桂术甘汤，用桂附理中九补肾助阳、温中健脾，苓桂术甘汤温阳化饮，以除泛吐清涎等症。二诊时加黄芪加重补气之力，以助升托脾气，广木香、砂仁理气醒脾，有香砂六君子汤之意。三诊时，因纳食欠佳，加焦三仙。四诊时诸症好转，微留背稍恶寒，改理中汤颗粒剂 10 剂调理，半月后复查，精神好，纳食增，胃中无不适，体重增加 1.5kg，复查病愈。

6.茵陈五苓散加减治疗糖耐量减低

周某，女，45 岁。

初诊：1998 年 10 月 3 日。

主诉：脘腹痞胀 1 月。

脉证：脘腹痞胀 1 月，伴口中黏腻，纳呆，恶心欲吐，大便稀，舌淡苔白腻，脉缓。查空腹血糖 6.7mmol/L，OGTT 2 小时血糖 8.9mmol/L。患者的母亲、哥哥均有糖尿病。

诊断：痞满（中医诊断），糖耐量减低（西医诊断）。

辨证：脾运失常，湿阻中焦。

治则：健脾化湿。

方药：茵陈五苓散加减。

茵陈 30g　　茯苓 15g　　猪苓 10g　　　泽泻 10g

白术 10g　　桂枝 10g　　半夏 10g　　　砂仁 6g（后下）

颗粒剂 7 剂，日 1 剂，开水 200ml 冲服。

二诊：1998 年 10 月 11 日。

脉证：纳食好，无恶心，口中黏腻减，脘腹已不胀满，效不更方，又服 10 剂，并嘱患者低脂、低热量饮食，主食减量至日 300g，加强运动。10 剂服完体重减少 1.5kg，空腹血糖 5.5mmol/L，OGTT 2 小时血糖 7.5mmol/L。

按： 葡萄糖耐量减低是糖代谢介于正常与糖尿病之间的中间状态，2 型糖尿病患者大多数都要经过糖耐量减低这个阶段，因其具有高度可逆性，所以对此类患者进行干预和治疗可控制其转成糖尿病，在此可突出中医治未病的重要作用。中医无相对应的病名，可归属于"消渴"范畴。中医对糖耐量减低早有认识，《黄帝内经素问·奇病论》中有"帝曰：有病口甘者，病名为何？何以得之；岐伯曰：此五气之溢也，名曰脾瘅……此肥美之所发也，此人必数食甘美而多肥也，肥者令人内热，甘者令人中满，故其气上溢转为消渴"。指出"脾瘅"为消渴（糖尿病）之前期阶段。现代看来，过食肥甘厚味，素体肥胖，少动或者情志失调，均可致本病，其病位在肝脾。肝失疏泄，脾失健运，终致郁热痰浊，瘀血内蕴而形成糖耐量减低，治疗宜清热泄浊健脾。辨此患者属湿阻中焦脾胃，升降运化失常。故方选茵陈五苓散，其出自《金匮要略》，由茵陈、茯苓、猪苓、泽泻、白术、桂枝组成，具有温阳化气、利湿行水之功效，用治湿热黄疸，湿重于热，小便不利者，方中茵陈可化瘀清热，五苓散温阳化气，健脾燥湿，加砂仁可促进消化，增强肠道运动，消除胀气，还可温脾止泻，又加半夏降逆止呕消痞，共服 15 剂，另加生活干预，取得了满意疗效。

7. 少腹逐瘀汤加减治疗慢性结肠炎

谢某，男，54 岁

初诊：1998 年 8 月 10 日。

主治：腹泻 1 年余。

脉证：腹泻 1 年余，日行 2~3 次，伴左侧少腹疼痛，便稀，夹有白色黏冻，泻后有不尽之感，舌边瘀斑，脉弦小涩。

诊断：腹泻（中医诊断），慢性结肠炎（西医诊断）。

辨证：寒湿瘀阻肠络。

治则：活血化瘀，温化寒湿。

方药：少腹逐瘀汤加减。

小茴香 3g	干姜 10g	延胡索 10g	没药 10g
当归 15g	川芎 6g	肉桂 6g	赤芍 10g
蒲黄 5g (包煎)	炒五灵脂 6g (包煎)	炒白芍 10g	桃仁 10g (搗)
红花 10g	木香 6g	炙甘草 6g	

7 剂，日 1 剂，水煎分 3 次温服。

二诊：1998 年 8 月 18 日。

脉证：腹痛减，大便仍稀，日 2 次，伴腹胀，无白色黏冻，舌脉同前。

方药：初诊方加厚朴、大腹皮各 10g，理气除胀，去没药，加炒白术 10g、茯苓 10g 健脾除湿。7 剂，日 1 剂，水煎分 3 次温服。

三诊：1998 年 8 月 27 日。

脉证：腹不痛，腹胀减，大便日 1 次，病愈。

方药：以参苓白术散巩固善后，其后未复发。

按：结肠炎是指各种原因引起的结肠炎性病变。临床表现为腹痛、腹泻、黏液便或脓血便，里急后重，甚则大便秘结。案中患者腹泻日久，久则入络，血瘀肠络不通，不通则痛，痛在左侧少腹，痛有定处，瘀阻气滞，故泻后有不尽之感，舌边瘀阻，脉弦小涩，均为瘀血内阻之象；便稀、泻下黏冻为脾虚寒湿之证。故治用活血化瘀、温化寒湿的少腹逐瘀汤加减，小茴香、肉桂、干姜味辛而性温热，入肝胃而归脾，理气活血，温经散瘀，而肠络瘀血得散；当归、赤芍入肝，行瘀活血；蒲黄、炒五灵脂、川芎、延胡索、没药入肝，活血理气，使气行血活。加桃仁、红花，可加强活血化瘀作用。广木香调中导滞，治其大便不尽。《本草汇言》称广木香为"治气之总药，和胃气、通心气、降肺气、疏肝气、快脾气、暖肾气、消积气、温寒气、顺逆气、达表气、通里气，管统一身上下内外诸气，独推其功"。二诊时诸症好转，随症加减，7 剂调理善后，继以参苓白术散健脾止泻，顾护中焦，缓则治本。

8. 升阳除湿防风汤治疗慢性肠炎

张某，男，42 岁。

初诊：2017 年 7 月 3 日。

主诉：腹泻 3 月，加重 1 周。

脉证：腹泻 3 月，时轻时重，近 1 周加重。大便日 2~3 次，完谷不化，纳差，食后脘闷不舒，进食油腻则大便次数增加，神疲困乏，嗜睡，舌淡苔白，脉细缓。平素又贪凉饮冷，本次因久吹空调而发病。

诊断：泄泻（中医诊断），慢性肠炎（西医诊断）。

辨证：脾阳不振，运化失常。

治则：升阳除湿，健脾益气。

方药：《脾胃论》之升阳除湿防风汤。

苍术 6g	白术 10g	茯苓 15g	防风 10g
白芍 10g	党参 10g	炒白扁豆 30g	炒山药 15g
陈皮 10g	莲子肉 10g	砂仁 6g (后下)	生薏苡仁 15g
炒麦芽 10g	炒谷芽 10g	柴胡 10g	炙甘草 6g
生姜 2 片	大枣 3 枚		

5 剂，日 1 剂，水煎分 3 次温服。

二诊：2017 年 7 月 9 日。

脉证：5 剂服完大便正常，精神好，无嗜睡，胃脘稍有满闷不舒，嘱其忌生冷油腻不易消化之物，少吹空调。用香砂养胃丸调理善后而愈。

按： 升阳除湿法首创于李东垣，然真正看到这一治法在调理脾胃中的重要作用和临床之灵活多变，还是笔者 1990 年在广安门医院跟诊路志正老师时。本例患者慢性腹泻，究其病因是久吹空调，贪凉饮冷而造成脾胃受损，脾阳不振，导致运化失常，故大便泻下，完谷不化；脾虚运化无权，故纳差，或食后脘闷不舒；化源不足则神疲困乏；脾主升，清阳不升则嗜睡；舌淡苔白，脉细缓均是脾胃虚弱之象。方中苍术、白术、茯苓、党参健脾益气；柴胡、防风升举阳气；砂仁、陈皮、炒白扁豆、炒山药、生薏苡仁健脾理气化湿；炒谷芽、炒麦芽消食除满；升阳除湿防风汤中用白芍之意在于伐肝疏脾，见肝之病，当先实脾，见脾之病当先治肝也效。5 剂服完，诸症悉除，后用香砂养胃丸调理善后而愈。

9. 参苓白术散加减治疗糖尿病性腹泻

路某，男，65 岁。

初诊： 1998 年 3 月 11 日。

主诉： 腹泻反复发作 8 月，加重 1 周。

脉证： 患者有糖尿病病史 9 年，以胰岛素控制血糖，腹泻反复发作 8 月，近 1 周又发腹泻，日 2~3 次，大便呈黏液状，肠鸣腹痛，纳食差，神疲倦怠，泛吐清水，舌淡苔白，脉细弱。

诊断： 泄泻（中医诊断），糖尿病性腹泻（西医诊断）。

辨证： 脾虚运化失常。

治则： 健脾益气。

方药： 参苓白术散加减。

党参 10g　　茯苓 15g　炒白术 10g　　炒白扁豆 30g

炒山药 30g　陈皮 10g　白芍 10g　　莲子肉 10g

薏苡仁 30g　防风 10g　车前子 10g （包煎）　炙甘草 6g

生姜 2 片　　大枣 3 枚

5 剂，日 1 剂，水煎分两次温服。

二诊： 1998 年 3 月 17 日。

脉证： 大便日 1 次，仍不成形，腹痛、肠鸣减，喜暖怕凉，仍神疲纳少，口中清水多，舌脉同前。

治则： 健脾温肾，温阳化饮。

方药： 参苓白术散合苓桂术甘汤化裁。

党参 10g　　茯苓 15g　白术 10g　　炒白扁豆 30g

炒山药 30g　陈皮 10g　白芍 10g　　莲子肉 10g

砂仁 6g （后下）　薏苡仁 30g　车前子 10g （包煎）　防风 10g

桂枝 10g　　补骨脂 10g　炒麦芽 10g　　炙甘草 6g

生姜 2 片　　大枣 3 枚

5 剂，日 1 剂，水煎分两次温服。

三诊： 1998 年 3 月 23 日。

脉证： 口中清水无，大便正常，日 1 次，成形，无腹痛，纳食增加，精神渐好，继以扁豆莲子薏苡仁粥隔日 1 次调理，20 天停药。

扁豆莲子薏苡仁粥：白扁豆、西洋参、莲子肉、薏苡仁、粳米均取适量，先将西洋参加水煮沸，再将其他 4 种食材放入同煮成粥。此食疗方法具有滋阴补气、健脾消滞的作用。

按：糖尿病性腹泻是非感染性腹泻，是糖尿病并发症之一，发病率为 10%～22%，西医认为是多种综合因素作用的结果，缺乏特效治疗方法。中医认为，本症是因为糖尿病日久，损伤脾气，脾失健运，聚而生湿，可致脾肾阳气不足，对此腹泻，若涩肠止泻则易致便秘，便秘后用通便药又会引起腹泻，故临床也属于难治之症。参苓白术散健脾止泻，初诊加防风，意在"风能胜湿"，加车前子，意在"利小便以实大便"。二诊时诸症好转，仔细分析：①患者泛吐清水，说明运化不健，中焦停饮；故在初诊方基础上加桂枝，与方中茯苓、白术、炙甘草合用，有苓桂术甘汤之意，可以温阳化饮。②患者喜暖怕凉，为脾肾阳湿之象，所以方中加补骨脂一味温补肾阳以助其止泻，三诊时诸症已去四分有三，改用扁豆莲子薏苡仁粥食疗调理善后，收到了很好的效果。

10. 痛泻要方加味治疗糖尿病性腹泻

孙某，女，59 岁。

初诊：2016 年 2 月 7 日。

主诉：慢性腹泻 3 年。

脉证：患糖尿病 5 年，曾间断服用降糖药，自觉症状时轻时重，血糖多波动在 8.9~10.3mmol/L。近 3 年来出现腹泻，多在夜间，日行 2~3 次，多则 6~7 次。用过不少中西药物治疗，均效果不佳。刻下症：形体肥胖，愁容不展，声低语怯，口渴多饮，胁肋胀满，多汗，易外感，舌淡胖，边有齿痕，苔薄白，脉弦。查空腹血糖 9.3mmol/L，尿糖（++）。

诊断：泄泻（中医诊断），腹泻（西医诊断）。

辨证：肝郁脾虚，气阴不足。

治则：疏肝健脾，益气养阴。

方药：痛泻要方加味。

柴胡 10g	白芍 15g	白术 10g	防风 6g
黄芪 30g	茯苓 15g	乌梅 6g	麦冬 10g
陈皮 8g	肉豆蔻 3g（捣）		

6 剂，日 1 剂，水煎分 3 次温服。

二诊：2016 年 2 月 14 日。

脉证：大便次数减为日两次，但仍在夜间。余症同前，效不更方，又予 6 剂。

三诊：2016 年 2 月 20 日。

脉证：大便转于白天，日行两次，仍稀溏，又守初诊方 5 剂。

四诊：2016 年 2 月 26 日。

脉证：大便成形，日 1~2 次，精神好转，无外感，脘胁胀满除。用逍遥丸合参苓白术散调理半月而愈。

按：本例患者患病多年，3 年来又苦于腹泻，卧寐不安，多方治疗不效，禀性多郁少言，而致肝郁不达，气机失常。肝郁不舒，故见胁肋胀满；肝郁脾湿，脾阳不足，阳虚阴盛，故大便溏泻，泻于夜间；气阴不足，故易外感、多汗。调理肝脾有"见肝之病，当先实脾"之说，临床验证，反之亦效，即见脾之病也需注意疏肝。方中陈皮、白芍、白术、防风抑肝扶脾；柴胡、白芍、白术、茯苓疏肝健脾；黄芪、麦冬、乌梅益气养阴固表；乌梅代五味子，既取其酸味，酸甘化阴，其又可助苓、术、肉豆蔻温脾涩肠止泻。

本案既有糖尿病之气阴两虚，又有脾虚肝脾不调之症，故治疗既不可妄投腻补滋阴之品，也不宜多用温燥香窜之药。只宜在健脾益气的基础上略加酸甘化阴或清养之品，健脾益气也只宜辛甘化阳，这样既能鼓舞脾胃之气，又不耗伤气阴。肝舒脾健，纳运正常，大便自可调畅。

11. 自拟解郁润肠方治糖尿病性便秘

刘某，女，63 岁。

初诊：2016 年 5 月 29 日。

主诉：大便排出不畅 1 年余。

脉证：患者 3 年前因车祸不幸丧夫而整日少言寡语，悲痛忧郁，其后渐感胸胁胀满，有时肝区隐痛，善太息，脘闷纳呆，1 年多来大便 3~4 日 1 行，不干结，但排出不畅。半年前因口渴多饮、多尿、明显消瘦，诊断为"糖尿病"，后予甲苯磺丁脲片（D860）或格列本脲片等治疗，空腹血糖多在 8mmol/L 以上，尿糖（+）。近半年来大便干结如栗，3~4 日 1 行，甚则 1 周不解。经多方治疗，屡服润下之剂，服药期间稍好，但停药则依旧如故。刻下症：神情抑郁，消瘦乏力，常喜太息，大便 5 日未行，胸胁、少腹胀痛，口干口苦，多饮多尿，头晕目干，眠差梦多，舌红乏津少苔，脉弦细无力。查空腹血糖 9mmol/L，尿糖（++）。

诊断：便秘（中医诊断），便秘（西医诊断）。

辨证：肝郁化火，气阴两伤。

治则：疏肝解郁，益气养阴，潜阳润肠。

方药：自拟解郁润肠方。

柴胡 10g　白芍 15g　　　生黄芪 30g　　　知母 15g

葛根 10g　生山药 15g　　　生地黄 15g　　　枸杞子 12g

菊花 10g　生龙牡各 15g（先煎）柏子仁 15g（捣）炙甘草 6g

7 剂，日 1 剂，水煎分 3 次温服。

二诊：2016 年 6 月 8 日。

脉证：大便 2~3 日 1 行，仍干，余症均有好转，守初诊方，加当归 10g。

方药：自拟解郁润肠方。

柴胡 10g　白芍 15g　　　生黄芪 30g　　知母 15g

葛根 10g　生山药 15g　　　生地黄 15g　　枸杞子 12g

菊花 10g　生龙牡各 15g (先煎)　柏子仁 15g (捣)　当归 10g

炙甘草 6g

9 剂，日 1 剂，水煎分 3 次温服。

三诊：2016 年 6 月 24 日。

脉证：诸症均好转，大便转畅。日行 1 次。复查空腹血糖 6.9mmol/L，尿糖（－），脉弦细。

方药：服逍遥丸合六味地黄丸 3 月以巩固疗效。近日随访，大便正常。

按：本案患者发病于丧夫之后，悲痛忧郁，开始之见症均因肝气郁结，气机失于调畅，脾胃升降失常所致。肝郁日久化火，火性炎上，上灼于肺，肺阴被耗而出现消渴。其大便干结不畅亦为肝气郁结和肝郁化火伤阴所致。故治遵古人"伏其所主，先其所因"，立疏肝解郁、益气养阴为法。自拟解郁润肠方，方中柴胡、白芍有逍遥散之用，疏肝解郁。用生山药甘平之品，取其补而不滞，补脾气、养胃阴，以达疏肝健脾之目的。生黄芪、生山药、知母、葛根相伍又类《医学衷中参西录》玉液汤之组合，以益气养阴。生地黄、生山药、枸杞子、菊花、生龙牡可补肝肾之阴，潜镇浮阳。另取一味柏子仁既可助上药安神，又可润肠通便。临床体会：糖尿病肝郁化火之证临床较为多见，治疗多疏肝解郁，调畅气机，郁火即可泄越，切不可寒凉直折，凝滞气机，造成凉遏之势，使邪无出路，郁滞更甚。

12. 越鞠丸合四逆散治疗便秘

刘某，女，55 岁。

初诊：2005 年 10 月 8 日。

主诉：便秘 3 年，加重 1 月。

脉证：患者便秘 3 年，近 1 月大便更加不易解出，但干不结，口苦，嗳气频作，脘胁胀满疼痛，纳食一般，舌淡苔薄腻，脉弦滑。平素口服麻仁滋脾丸、复方芦荟胶囊、香丹清胶囊等各种通便药，均服药时有效，停药则复发。

诊断：便秘（中医诊断），便秘（西医诊断）。

辨证：气机郁滞，传导失职。

治则：调畅气机，解郁通便。

方药：越鞠丸合四逆散。

柴胡 10g	枳实 10g	白芍 10g	炙甘草 6g
香附 10g	川芎 10g	苍术 6g	神曲 10g
栀子 10g	全瓜蒌 30g	当归 20g	青皮 10g
生姜 2 片	大枣 3 枚		

5 剂，日 1 剂，水煎分 3 次温服。

二诊：2005 年 10 月 14 日。

脉证： 大便日解 1 次，腹胀减轻，仍口干口苦。

方药： 初诊方加龙胆草 10g，合栀子清热泻火，又服 14 剂，大便正常，余无不适。

按： 此案便秘日久，久治不效，嗳气频作，脘胁胀满疼痛属气滞于内，浊气上攻致胃气上逆，故嗳气频作；舌淡苔薄腻，脉弦滑为肝脾不和，痰浊内停；气郁日久化火则口苦。此案用四逆散疏理肝气，越鞠丸解除六郁。越鞠丸出自《丹溪心法》，主治气血痰火湿食之六郁，中医认为肝气疏则脾胃升降正常；六郁之主为气郁。气郁可化火，气郁可致血瘀，故气、血、火三郁源头在肝郁；肝郁犯脾，脾运化水谷失常，一则痰湿内生，二则食滞内停，所以湿、痰、食均责之脾胃。此患者大便不干结但不易解出，结合脘胁胀痛，脉弦，均为气机郁滞之症；苔腻、脉滑为有湿有痰；口苦为有火；嗳气频作、纳食一般为食滞不降，符合越鞠丸之病机，但为什么加强疏肝解郁用四逆散而不用逍遥丸呢？一虚一实，当辨明白。关于逍遥散，《医宗金鉴》这样讲道："肝之所以郁，其说有二：一为土虚不能升木也；一为血少，不能养肝也。"方中白术、茯苓助土以升木；当归、芍药养血以柔肝；薄荷解热，炙甘草和中；只有柴胡一味有升发诸阳，"木郁达之"之意，主治肝郁而脾虚，阴血不足者。四逆散出自《伤寒论》，主要功用为透邪解郁、疏肝理脾，主治肝脾气郁证。方中柴胡疏肝解郁，白芍敛阴柔肝，枳实理气解郁，和白芍相配理气和血，炙甘草调和诸药，益脾和中；枳实与柴胡一降一升，加强舒畅气机之功，并奏升清降浊之效，故此方用于体质偏实之证。案中之机是气郁、气滞、痰浊、郁火所为，故处以越鞠丸合四逆散，而后气机得以调畅，郁解便通，诸病悉愈。

13. 逍遥散合参苓白术散治疗腹泻型肠易激综合征

柳某，女，42 岁。

初诊： 1983 年 8 月 3 日。

主诉： 腹泻 1 年余。

脉证： 腹泻 1 年余，大便日 2~3 次，甚则更多，每于情绪不佳时加重，伴见呃逆、腹痛、腹胀，便稀而无脓血，无里急后重，纳食一般，舌淡苔白，脉缓。

诊断： 泄泻（中医诊断），腹泻型肠易激综合征（西医诊断）。

辨证： 肝脾不调。

治则： 疏肝健脾。

方药： 逍遥散合参苓白术散。

党参 10g　　　茯苓 10g　　　炒白术 10g　炒白扁豆 10g

炒山药 30g　陈皮 10g　　　炒白芍 10g　莲子肉 10g

砂仁 6g （后下）　当归 10g　　柴胡 10g　　薏苡仁 30g

防风 10g　　车前子 10g （包煎）　炒麦芽 10g　炙甘草 6g

生姜 2 片　　大枣 3 枚

6 剂，日 1 剂，水煎分 3 次温服。

二诊：1983 年 8 月 11 日。

脉证：大便日 1 次，仍腹痛、腹胀。纳食好，改成药逍遥丸合参苓白术散调治半月后病愈。

14. 参苓白术散加减治疗肠易激综合征

陈某，男，36 岁。

初诊：1985 年 4 月 2 日。

主诉：腹泻 5 年，加重 10 余天。

脉证：大便时溏时泻，迁延不愈，泻下为不消化之水谷，纳食少，形体瘦，进食则脘闷不舒，进不易消化食物则大便次数明显增加，面色萎黄，精神不佳，舌淡苔白，脉弱。

诊断：泄泻（中医诊断），肠易激综合征（西医诊断）。

辨证：脾胃虚弱。

治则：健脾益气，和胃止泻。

方药：参苓白术散加减。

人参 5g	茯苓 15g	炒白术 10g	炒山药 15g
炒白扁豆 30g	炒白芍 10g	莲子肉 10g	砂仁 6g (后下)
薏苡仁 30g	陈皮 10g	防风 10g	车前子 10g (包煎)
炒麦芽 10g	炒谷芽 10g	黄芪 10g	炙甘草 6g
生姜 2 片	大枣 3 枚		

5 剂，日 1 剂，水煎分 3 次温服。

二诊：1985 年 4 月 8 日。

脉证：精神较前好转，纳食增加，余症同前，效不更方，再进 5 剂。

三诊：1985 年 4 月 14 日。

脉证：面有光泽，精神好转，大便已成形，纳食较前好转，但食后仍有脘部不舒，舌脉同前。

方药：初诊方党参易人参，余同原方，再服 10 剂而愈。

15. 真武汤合四神丸加减治疗肠易激综合征

李某，男，72 岁。

初诊：1989 年 11 月 7 日。

主诉：腹泻 3 月余。

脉证：腹泻 3 月余，黎明之前腹痛，肠鸣即泻，泻后则安，腰膝酸冷，舌淡苔白，脉沉细。

诊断：泄泻（中医诊断），肠易激综合征（西医诊断）。

辨证：脾肾阳虚。

治则：温补脾阳，固涩止泻。

方药：真武汤合四神丸加减。

茯苓 15g	白术 15g	白芍 10g	制附子 10g（先煎）
补骨脂 10g	肉苁蓉 10g	吴茱萸 6g	五味子 10g（捣）
陈皮 10g	防风 10g	炙甘草 6g	生姜 3 片

3 剂，2 日 1 剂，水煎分两次温服。

二诊：1989 年 11 月 14 日。

脉证：晨起腹泻推至早饭后，便前腹痛减轻，自感腹痛时喜温，得热则舒，余症同前。

方药：初诊方加党参 10g、干姜 10g，再进 8 剂。日 1 剂，水煎分 3 次温服。

三诊：1989 年 11 月 20 日。

脉证：诸不适已除，大便成形。嘱继服四神丸，1 袋/次，日 2 次，服 10 日。其后随访，未再复发。

按：以上 3 个案例西医均诊断为腹泻型肠易激综合征，在西医看来是最常见的一种功能性胃肠病，无特殊的治疗办法，归属中医"泄泻"范畴。第 1 例患者情绪紧张而腹泻加重，辨属肝旺乘脾，故用逍遥散合参苓白术散疏肝健脾。方中加防风取"风可渗湿"之意，车前子有"利小便以实大便"之意。第 2 例患者腹泻日久，形瘦体弱，辨属脾虚胃弱，方选参苓白术散，初、二诊方中选用人参，人参是具有肉质的根，可补元气，增强体力。三诊病有好转，用党参易人参以补中益气健脾。第 3 例患者腹泻，呈一派阳虚之象，《伤寒论》第 316 条中云："少阴病，二三日不已，至四五日，腹痛……自下利者，此为有水气，真武汤主之。"此案选真武汤合四神丸治之，收效甚佳。西医诊断同病，但中医突出辨证论治，对症施药，药证相投，效如桴鼓。

六、肾系病症

1. 知柏地黄丸加减治疗紫癜性肾炎

谢某，男，30 岁。

初诊：1987 年 11 月 6 日。

主诉：紫癜性肾炎两年。

脉证：两年前因双下肢红色斑疹而诊断为"过敏性紫癜"，经对症治疗后皮疹消退，遗留尿隐血（＋），尿蛋白（＋），经多方诊治，疗效不佳。现伴见神疲易怒，腰膝疲软，眠差，舌质红少苔，脉细数。

诊断：尿血（中医诊断），紫癜性肾炎（西医诊断）。

辨证：肾阴亏虚。

治则：滋阴清火，凉血止血。

方药：知柏地黄丸加减。

盐黄柏 10g　　盐知母 10g　生地黄 15g　　牡丹皮 10g

阿胶 10g (烊化)　大蓟 10g　　小蓟 10g　　　川断 10g

女贞子 10g (捣)　旱莲草 15g　金樱子 10g (捣)　生山药 15g

芡实 10g

10 剂，日 1 剂，水煎分 3 次温服。

二诊：1987 年 11 月 14 日。

脉证：尿隐血（＋），尿蛋白（－），眠差，舌脉同前，余无不适。

方药：一诊方加炒酸枣仁 10g、远志 10g，服 10 剂后尿液检查正常，守方加减调理 1 月而愈，后无复发。

按：本案为肾阴不足，虚火内动，虚火灼络，因而尿浊夹血，尿隐血（＋），尿蛋白（＋）。肾阴不足，水不涵木，肝火内动则易怒；腰为肾府，肾精亏虚，故见腰膝酸软；舌质红少苔、脉细数均为阴虚内热之象。方中盐黄柏、盐知母苦寒坚阴，盐炒入肾；生地黄、阿胶滋阴养血；牡丹皮泻火而养血；女贞子、旱莲草为《医便》二至丸，可补益肝肾，滋阴止血；大蓟、小蓟凉血止血；金樱子、芡实、生山药、川断合用，可补肾、强腰膝、固精微、消蛋白。全方合用，起到滋阴清火、凉血止血、补肾固精微的作用。中医辨证治疗紫癜性肾炎，疗效比单独用西药好，且副作用小，不易复发。临床若辨属肾阴亏虚证者，望同道参考使用。

2. 龙胆泻肝汤合血府逐瘀汤加减治疗慢性前列腺炎

秦某，男，45 岁。

初诊：2015 年 5 月 20 日。

主诉：小便淋沥涩痛加重 1 周。

脉证：既往有慢性前列腺炎病史 3 年，多方治疗不效，患者十分痛苦，整天焦虑不安，失眠，易发脾气。刻下症：尿频尿急，阴囊痛，会阴部坠痛，大便干，口苦口干，舌暗红，苔薄黄，脉弦。肛门指诊示前列腺Ⅱ度肿大，中央沟消失，质地较硬，压痛（＋）。前列腺液检查：白细胞（+++）。

诊断：淋证（中医诊断），慢性前列腺炎（西医诊断）。

辨证：湿热瘀滞。

治则：清热化湿，活血通淋。

方药：龙胆泻肝汤合血府逐瘀汤加减。

龙胆草 10g　栀子 8g　　　黄芩 10g　　柴胡 10g

生地黄 10g　车前子 10g（包煎）　泽泻 10g　　滑石 10g（包煎）

当归 15g　　赤芍 15g　　桃仁 10g（捣）红花 10g

怀牛膝 10g　白花蛇舌草 30g　延胡索 15g　炙甘草 6g

7 剂，日 1 剂，水煎分 3 次温服。

另加氟哌噻吨美利曲辛片，每天上午两片，以控制焦虑不安。

二诊：2015 年 5 月 28 日。

脉证：焦虑不安、阴囊痛及会阴部坠痛均减轻，睡眠较前好转，无口干、口苦，大便不干，舌脉同前，调整方药。

方药：八正散合血府逐瘀汤加减。

木通 10g　　车前子 10g（包煎）萹蓄 15g　　滑石 10g（包煎）

瞿麦 10g　　焦栀子 10g　　当归 15g　　赤芍 15g

桃仁 10g（捣）红花 10g　　　生地黄 15g　炙甘草 6g

3 剂，日 1 剂，水煎分 3 次温服。

三诊：2015 年 6 月 6 日。

脉证：诸症消失，复查前列腺液白细胞（＋）。

方药：继服二诊方10剂善后调理。

随诊6个月未复发，嘱禁饮酒。

按：慢性前列腺炎是一种常见的泌尿系统疾病，主要包括慢性细菌性前列腺炎和非细菌性前列腺炎。由于临床症状复杂多样，并对男性性功能和生育功能有一定的影响，严重影响患者的生活质量，使其在精神与肉体上受到极大折磨。周安方教授认为，前列腺属于中医学"精室"范畴，而精室又是阴器的一部分，阴器与肝肾的关系密切。肝经湿热、肝经气滞、肝脉瘀阻、肾气亏虚是慢性前列腺炎的基本病机。本案例属肝胆湿热，血脉瘀滞型，初诊用龙胆泻肝汤清利肝胆湿热，加血府逐瘀汤活血化瘀；怀牛膝引药下行，又可补肾；白花蛇舌草清热解毒，消痈散结，利尿除湿，是治疗前列腺炎的极好药物。二诊时症减，为防苦寒伤胃，改用八正散合血府逐瘀汤加减。八正散出自《太平惠民和剂局方》，可清热泻火、利水通淋，主治湿热下注膀胱之证。方中滑石、木通清热渗湿，利水通淋；萹蓄、瞿麦、车前子清热利湿通淋；苦寒药焦栀子清泄三焦，通利水道；因大便不干，故去方中大黄；当归、赤芍、桃仁、红花、生地黄活血化瘀，故以炙甘草调和诸药；湿热得清，瘀滞得活，故三诊时诸症消失，后在三诊方基础上加减10剂而巩固疗效。

3. 上下左右汤合沉香散加减治疗神经性尿闭

房某，女，42岁。

初诊： 1998年1月25日。

主诉： 小便不畅1年。

脉证： 因家事不和，常感小便通而不畅，无小便频数短涩、滴沥刺痛、欲出未尽之感，伴情志抑郁，善太息，胸胁胀满，舌红苔薄，脉弦。查尿常规、腹部B超，均未见异常，以抗生素及中药清热利湿、通利小便治之，均效果不佳。

诊断： 癃闭（中医诊断），神经性尿闭（西医诊断）。

辨证： 肝气郁结。

治则： 疏调气机，通利小便。

方药： 上下左右汤合沉香散加减。

沉香6g	陈皮12g	当归15g	王不留行10g
石韦10g	滑石10g (包煎)	焦栀子8g	桔梗12g
枳壳12g	桃仁10g (捣)	杏仁10g (捣)	柴胡9g

3剂，日1剂，水煎分3次温服。

二诊： 1998年1月28日。

脉证： 小便通而欠畅，胸胁胀满减轻，舌脉同前，效不更方，再进5剂病愈，随诊未复发。

按： 此案属中医"癃闭"范畴，因七情内伤，肝失疏泄，气机郁滞，水液排出受阻，而见小便不通或通而不畅；胸胁胀满为肝气横逆，舌红脉弦为肝郁化火。药用沉香、陈皮疏达肝气；当归、王不留行行下焦之气血；石韦、滑石通利水道；焦栀子清肝火。方中重点用上下左右汤之桔梗宣肺气以"下病治上"，取"提壶揭盖"之意；枳壳、杏仁降肺气而通调水道；气滞必有血瘀，故选桃仁一味既能活血，又能通便，以助枳壳、杏仁肃降肺气；加柴胡既能疏肝解郁，其又是升提之品，取其"清气上升则浊阴下降""欲降先升"之义。

4. 补中益气汤加减治疗糖尿病神经源性膀胱

孙某，男，67 岁。

初诊： 2016 年 3 月 17 日。

主诉： 排尿不畅 1 年，加重 5 天。

脉证： 既往有尿病病史 5 年，近 1 年排尿不畅，5 天来小便日 300ml 左右。B 超提示：膀胱残余尿量 620ml。

诊断： 癃闭（中医诊断），糖尿病神经源性膀胱（西医诊断）。

辨证： 中气、肾气不足，膀胱气化不利。

治则： 补中益气，益肾气，化气利尿。

方药： 补中益气汤加减。

黄芪 15g	党参 10g	当归 15g	升麻 10g
柴胡 10g	陈皮 10g	菟丝子 10g	山茱萸 10g
怀牛膝 10g	茯苓 20g	泽泻 10g	炙甘草 6g

10剂，日1剂，水煎分3次温服。

脉证：诸症减轻，复查B超示残余尿量仍较多，在初诊方基础上予以加减，共服药3个疗程，诸症消失，膀胱残余尿量小于100ml，随访至今未复发。

按：糖尿病神经源性膀胱在糖尿病患者中的发病率为26%～87%。它是由于支配膀胱的自主神经出现紊乱而引起排尿反射异常及排尿困难，并出现残留尿液、尿失禁。由于残留尿液的存在，故可反复发生尿路感染。该病属中医"癃闭""淋证"范畴。中医认为主因消渴日久，耗气伤阴，损伤阳气，使中气下陷或命门火衰，不能蒸腾气化，导致膀胱气化无权，而致小便排出困难；或膀胱开阖失司而出现小便失禁等。《灵枢经·口问》："中气不足，溲便之为变。"《黄帝内经素问·灵兰秘典论》："膀胱者，州都之官，津液藏焉，气化则能出矣。"故笔者认为治疗本病的关键有三：一是升提中气，达到升清降浊的目的；二是温肾，改善气化功能；三是利尿，促其水液下趋。笔者临床凡遇此类病例，首选补中益气汤升中气，降浊阴，有提壶揭盖的作用（朱丹溪创制之法）；"上窍开则下窍自通"，方中加菟丝子、山茱萸、怀牛膝、茯苓可温阳化气行水，使水湿得运，肾与膀胱气化复常，小便正常；茯苓、泽泻渗利水湿。后世医家认为黄芪可改善肾和膀胱的气化功能，茯苓健脾利水，又与黄芪有异曲同工之处。诸药合用，中气提，肾气化，尿液利，效果显著。

5. 自拟方治疗痛风

韩某，男，36岁。

初诊：2017年2月10日。

主诉：左足大拇指、跖趾关节红肿疼痛反复发作两年。

脉证：患者2015年出现左足大拇指、跖趾关节红肿疼痛，经查尿酸高，诊断为"痛风"，自行口服小苏打水，疼痛可止，平素控制饮食仍反复发作，尿酸一直高，未规律诊治。1周前再次发作，形体胖，纳食差，便溏，舌淡暗，苔白腻，脉滑数。查尿酸：484μmol/L。

诊断：痹证（中医诊断），痛风（西医诊断）。

辨证：脾肾亏虚，痰瘀内阻。

治则：泄浊祛邪，化瘀祛痰，健脾补肾。

方药：

土茯苓 10g	牛膝 10g	车前草 15g	萆薢 10g
泽泻 10g	山慈菇 8g	生白术 10g	生薏苡仁 30g
蒲黄 8g(包煎)	威灵仙 15g	炒白扁豆 15g	炒山药 15g
王不留行 10g			

5剂，日1剂，水煎分3次温服。

二诊：2017年2月28日。

复查血尿酸335μmol/L，一诊方继续服用10剂，并嘱咐其控制饮食，戒酒，加强锻炼，两月后复查尿酸323μmol/L。

　　按：痛风是一种严重危害人类健康的代谢性疾病，是慢性肾病、心脑血管疾病的危险因素。随着人民生活水平的提高及饮食结构的改变，本病的发病率逐年上升，已经成为糖尿病之后第二大代谢性疾病，肥胖与高尿酸血症的发生关系密切。中医学认为本病的发生与饮食不节、素禀失调、脏腑不和或年高体虚有关。其病因病机为先天禀赋不足、脾肾亏虚、筋脉失养或过食海鲜及肥甘厚味，脾胃运化失职，滋生湿浊，内蕴化热，煎液成痰，阻滞气血，血停为瘀，痰瘀互结；在此基础上兼以感受外邪或过度疲劳，浊邪凝聚，气机逆乱，痰瘀相并，气滞血瘀而发病。本病病程缠绵，反复发作，证属本虚表实。本例患者形体胖，便溏，纳食差，辨为脾肾不足，浊邪凝聚，痰瘀互兼。治以泄浊祛邪、化湿清热、活血化瘀。补脾肾是治疗基础，降尿酸方中常加健脾药如白术、薏苡仁。方中炒山药、炒白扁豆是针对大便溏，健脾止泻而设；土茯苓泄浊解毒，健脾除湿，通利关节；草薢利湿浊，祛风湿；山慈菇清热解毒，消痈散结；王不留行活血通经利水；泽泻通过渗利水湿以促进尿酸排泄；车前草具有一定抗痛风作用，在体内对黄嘌呤氧化酶具有抑制作用；现代药理研究证实威灵仙具有降尿酸的功效；牛膝活血通经，补肝肾，强筋骨，引火下行，利尿通淋。

6. 黄芪束气汤加减治疗成人遗尿症

石某，女，25 岁。

初诊：2017 年 3 月 1 日。

主诉：遗尿 8 年，加重 1 周。

脉证：患者 17 岁读高二时出现遗尿，因当时学习紧张，住校集体生活又多有不便，多由母亲代诉找医生诊治，疗效不佳，到大学期间一直用尿不湿解决这一困难。1 周前因感冒而遗尿加重，咳则尿出，痰多而稀，四肢不温，腰背酸困，舌淡红苔薄白，脉无力。

诊断：遗尿（中医诊断），遗尿症（西医诊断）。

辨证：肺、脾、肾三脏皆虚。

治则：补气温阳。

方药：黄芪束气汤加减。

黄芪 30g	党参 10g	升麻 10g	白芍 10g
补骨脂 10g	五味子 10g (捣)	肉桂 6g	细辛 3g
半夏 9g	麻黄 10g	干姜 6g	炙甘草 6g

5 剂，日 1 剂，水煎分 3 次温服。

二诊：2017 年 3 月 7 日。

脉证：咳嗽愈，咳痰减少，四肢转温，遗尿次数减少，初诊方加益智仁 15g、桑螵蛸 15g 补肾固涩，7 剂后 8 年之遗尿病愈。

按：此患者读高二时发病，至就诊时已历时8年，考虑当时为学习紧张而久思伤脾，久则土不生金而成肺、脾两脏气虚，肺虚则不能通调水道，下输膀胱，肺虚治节失司则膀胱不约；脾主运化，脾气不足，中气下陷，水液无制而自遗。近因遇外感引发咳嗽，痰多而稀，此为肺气不宣，痰饮内停，使肺气通调水道之功能受损而加重遗尿；四肢不温，腰背酸困均为肾气不足。黄芪束气汤出自《儿科方要》，具有益气升提、补阳固肾之功效，由黄芪、人参、升麻、白芍、补骨脂、五味子、肉桂、生姜组成。此案中原方重用黄芪，并以党参、升麻益气升阳；补骨脂温补肾阳；五味子固精敛气；肉桂温阳化气；白芍益阴柔肝，调理疏泄。加麻黄、半夏、细辛，仿小青龙汤治外感风寒，痰饮内停，有辛温解表散寒、温肺化饮之功。全方用黄芪束气汤益气升提、温阳固肾，又加小青龙汤宣肺化饮，标本兼顾，久治不愈之遗尿得以治愈。

7. 五子衍宗丸合逍遥散加减治疗不育症

赵某，男，29岁。

初诊：1991年8月5日。

主诉：弱精症引起不育5年。

脉证：患者婚后5年，其妻未孕，经查其精子活动率＜60%，活动力差，西医诊断为弱精症。就诊时自诉腰膝酸软，五心烦热，情绪差，失眠，形体偏瘦，大便干，舌红苔少，脉细数。

诊断：不育（中医诊断）。

辨证：肾精不足，肝郁气滞。

治则：补肾益精，疏肝理气。

方药：五子衍宗丸合逍遥散加减。

菟丝子 30g (捣)　枸杞子 15g　覆盆子 15g (包煎)　五味子 10g (捣)

桑椹 20g　　　女贞子 15g　茺蔚子 10g　　车前子 10g (捣)

仙茅 10g　　　仙灵脾 10g　柴胡 10g　　　当归 10g

白芍 10g　　　茯苓 10g　　白术 10g　　　炙甘草 6g

5 剂，日 1 剂，水煎分 3 次温服。

二诊：1991 年 8 月 11 日。

服初诊方无明显改善，加熟大黄 8g、生地黄 15g，10 剂。

三诊：1991 年 8 月 22 日。

自感精神状态明显好转，睡眠好转，大便日行 1 次，二诊方继服 10 剂。

四诊：1991 年 9 月 3 日。

脉证：精神好转，无腰膝酸软，五心烦热，查精液量增，精子活动率 75.36%。患者虽病情好转，但仍未达到正常标准，建议继续巩固，初诊方略加改动，找当地老药工做成丸药继续治疗两月。两月后复查，精液全部指标正常，3 月后妻子怀孕，次年生子。

　　按： 据统计，中国约 10% 的夫妇会发生不孕不育，属于男方因素的约为 40%，由弱精症引起者，西医尚缺乏理想的治疗手段，而中医治疗有一定的优势。本案辨属肾精不足，肝郁气滞，故用五子衍宗丸补肾益精，用逍遥散疏理肝气。

　　五子衍宗丸出自唐代《悬解录》，后收载于明代王肯堂所著之《证治准绳》，可补肾生精、调养气血。历代医家用其治疗肾虚遗精、阳痿早泄、小便余沥不清、久不生育及气血两虚、须发早白诸症，是治疗男性精冷不育的代表方剂。后世医者更在其基础上加用子类中药，用以治疗男性不育，精子异常，可提高精子活动率。五子衍宗丸组成特点是全部采用果实类（子类）中药，而子类中药的特性是富含果糖、维生素。五子衍宗丸可促进生育力，提高免疫力，延缓衰老，调节糖代谢。方中菟丝子、枸杞子补肝肾，益精血；车前子强阴利水通淋；覆盆子、五味子生精益气固精；桑椹、女贞子滋阴补血养精；茺蔚子活血益精；仙灵脾、仙茅扶阳补肾气，且具有类雄激素功能，可直接作用于睾丸间质细胞，促进睾酮分泌。肾主闭藏，乃生殖之根，肝主疏泄，为泄精枢纽。不育首责于肾，亦不离乎肝。《医述·求嗣》在谈到男性不育导致不良情绪的危害时指出："气郁者，肝气抑塞，则怀抱忧愁，何能种玉蓝田、毓麟兰室？"肝为藏血之脏，肝肾精血互生互化。性腺功能随情绪波动变化，患者求子心切日久，使肝郁失调，藏血失常，影响了肾藏精之功能，故方中加逍遥散疏肝达郁。

8. 真武汤加减治疗特发性水肿

赵某，女，49 岁。

初诊： 2017 年 10 月 3 日。

主诉： 双下肢浮肿 1 月余。

脉证： 双下肢浮肿 1 月余，晨轻暮重，夜尿频多，无尿急、尿痛，伴自汗，烘热，月经不规律，眠差，畏寒，大便正常，舌淡苔白，脉沉细。经相关检查后排除心力衰竭、肝硬化、肾性水肿、贫血、甲状腺功能减退症、高血压病等。

诊断： 水肿（中医诊断），特发性水肿（西医诊断）。

辨证： 阳虚水泛。

治则： 温阳利水。

方药： 真武汤加减。

制附子 10g（先煎）　茯苓 30g　炒白芍 10g　生白术 10g
生姜 3 片

5 剂，日 1 剂，水煎分 3 次温服。

二诊： 2017 年 10 月 12 日。

脉证： 下肢浮肿减轻，畏寒也减轻，效不更方，将制附子改为 15g，余同前，再服 5 剂。

三诊： 2017 年 10 月 18 日。

脉证： 腿脚已不肿，小便正常，仍自汗，潮热，眠差，舌淡苔白，脉弦。

治则：和解泄热，敛阴止汗，重镇安神。

方选：柴胡加龙骨牡蛎汤。

柴胡 10g　　　　　黄芩 10g　半夏 9g　　生龙骨 30g（先煎）

生牡蛎 30g（先煎）　桂枝 10g　白芍 10g　连翘 10g

炙甘草 6g　　　　生姜 2 片　大枣 5 枚

5 剂，日 1 剂，水煎分 3 次温服。

四诊：2017 年 10 月 24 日。

脉证：药后汗出减少，烘热减，入眠好，但易醒，舌脉同前，三诊方加生地黄 15g。5 剂，药后病愈。

按：此患者无水肿的基础性疾病，双下肢浮肿而伴畏寒、尿频，结合其舌脉，辨为肾阳不足，不能化气行水，而致水湿内停，故治以温阳利水之真武汤，方中制附子可温肾助阳；茯苓、生白术健脾燥湿制水，茯苓去旧水，生新水，入肺、脾二脏，既利水，又生津；炒白芍利阴水，利小便，敛阴护阴，祛邪而不伤正；生姜可宣散水气。共进 10 剂后肿消、畏寒去而尿正常。三、四诊时，因患者 49 岁，月经已不规律，并见自汗、潮热、眠差之症，脉证辨析：其为更年期，病在半表半里，调整治法为和解泄热，敛阴止汗，重镇安神。方选柴胡加龙骨牡蛎汤，服药后效果极佳，方中小柴胡汤疏畅气机郁滞，和畅气机，加生龙骨、生牡蛎镇静安神；合用桂枝汤调营卫，止汗出；四诊加生地黄加强方中养阴的作用。笔者治更年期综合征多用此方调理，均能收到很好的效果。

9. 八正散治疗糖尿病合并尿路感染

王某，女，68 岁。

初诊：1997 年 9 月 21 日。

主诉：尿频、尿急、尿痛 5 天，伴发热 2 天。

脉证：患者尿频，尿急，尿痛 5 天，伴发热 2 天。伴口苦，便秘，苔黄腻，脉数。口服 3 天左氧氟沙星片（0.2g/ 次，日 2 次）无明显减轻。尿液检查：尿液中有脓细胞，终末血尿。既往有糖尿病病史 30 余年，精蛋白人胰岛素混合注射液（30R）（早 20U，晚 18U）控制血糖，血糖平常控制在 10mmol/L 左右。

诊断：热淋、血淋（中医诊断），糖尿病合并尿路感染（西医诊断）。

辨证：膀胱湿热。

治则：清热泻火，利尿通淋。

方药：八正散。

栀子 10g	车前子 10g	木通 10g	灯心草 6g
大黄 10g	枳实 6g	鱼腥草 15g	白花蛇舌草 15g
大蓟 10g	小蓟 10g	白茅根 30g	柴胡 10g
炙甘草 6g			

颗粒剂 5 剂，日 1 剂，开水分两次冲服。并嘱其多饮水，忌辛辣，卧床休息。

二诊：1997 年 9 月 27 日。

脉证：泌尿系刺激症状已无，发热退，大便正常，复查尿常规仍有白细胞和少量红细胞，舌苔黄腻减，脉平。初诊方去柴胡、枳实，大黄减为 6g，加陈皮 6g，再服 5 剂而愈。

按：糖尿病合并尿路感染是细菌侵入泌尿道所引起的炎症，在糖尿病合并感染性疾病中发病率高居第二，仅次于肺部感染，女性患者易发生。此属中医"淋证"范畴，此案虽属消渴之人，但并无阴虚之证，属实证之热淋和血淋。治疗宜清热泻火，利水通淋，方选八正散加味。栀子清热解毒；车前子、木通、灯心草清心与小肠实热；大黄通腹泄热，使膀胱、小肠湿热从大小便分利而出；枳实加强通腑泄热之力；鱼腥草性辛寒凉，清热解毒，利尿除湿，能抑制金黄色葡萄球菌，也有利尿作用，使毛细血管扩张，增加肾血流量及尿液分泌，所以可以用于尿路感染尿频、尿急、尿痛的治疗。白花蛇舌草苦淡性寒，清热解毒，消痈散结，利尿除湿；大、小蓟可以凉止血，祛瘀消肿；白茅根凉血止血，清热利尿；柴胡有镇静、镇痛、解热降温作用。二诊时大便通，减大黄，去枳实；已无发热，去柴胡，加一味陈皮，防清热解毒之品伤其脾胃。此患者因青霉素过敏，近 1 周内进食过含酒精食物，故头孢类抗生素也不能用，左氧氟沙星胃肠反应严重，本次治疗只用中药而愈，后复查尿常规正常，随访两月未复发。

10. 补阳还五汤治疗糖尿病合并阳痿

刘某，男，42 岁。

初诊：1994 年 11 月 8 日。

主诉：性功能减退两年，加重半年。

脉证：患者既往有糖尿病病史 7 年，近两年来性功能渐减退，近半年阳痿不举，因羞于启齿，自购一些药物治疗，无任何效果，苦不堪言。刻下症：阳痿不举，性欲减退，头晕少气，纳减神疲，舌质淡，舌下络脉青紫显露，苔白，脉细涩。

诊断：消渴、阳痿（中医诊断），糖尿病合并阳痿（西医诊断）。

辨证：气虚血瘀，阴络受阻。

治则：补气活血，散瘀通络。

方药：补阳还五汤。

黄芪 15g	赤芍 15g	川芎 10g	当归 10g
地龙 6g	桃仁 10g(捣)	红花 10g	生地黄 15g
山茱萸 10g	枸杞子 10g	五味子 10g(捣)	蜈蚣 3 条
三七粉 3g(包煎)	白芍 10g	柴胡 10g	炙甘草 6g

7 剂，日 1 剂，水煎分 3 次温服。

二诊：1994 年 11 月 16 日。

患者服前方后无任何不适及不良反应，头晕减轻，纳食仍差，在初诊方基础上加焦三仙各 15g，继续服 7 剂。

三诊：1994 年 11 月 24 日。

患者精神明显较前好转，纳食增加，自述晨起时阴茎已能勃起，阳痿症状消失，嘱其保持良好心态，规律生活，注意控制血糖，保持良好生活习惯。

按：性功能障碍是男性糖尿病患者的常见并发症，目前西医尚无特效治疗方法。本案中患者已有 7 年糖尿病病史，而见此并发症。祖国医学认为消渴迁延日久，阴损及阳，可见气阴两虚，阴阳俱损，甚则肾阳虚，命门火衰，肾阳虚衰，可引起阳痿或水肿等症，临床治疗阳痿多用温肾助阳之药。此例头晕少气，纳减神疲均为气虚表现，而舌下青紫络脉显露，脉涩又是瘀血之外证，故此属气虚血瘀，运行无力，久虚入络之证，治非温补下元而在于益气活血、散瘀通络，故方中黄芪补气补火助阳；当归、赤芍、川芎、桃仁、红花、三七粉活血化瘀，可改善微循环，缓解疲劳，提高免疫力；生地黄、山茱萸、枸杞子、五味子有填补肾精的作用；地龙、蜈蚣虫药入肝经，地龙可通经活络，蜈蚣又入肝经，其走窜之力最强，凡气血凝聚之处，其皆能开之；柴胡、白芍与当归相配伍，养血活血，补肝柔肝，荣养宗筋，既能养血益精，和调阴阳，又能监制蜈蚣辛温走窜而伤阴之弊；并能疏理肝郁，缓解精神压力，加炙甘草培补中土，全方补气活血，散瘀通络，因证相合，取得好的效果。

七、气血津液病症

1. 香砂六君子汤加味治疗手汗症

李某，女，18 岁。

初诊： 2015 年 5 月 21 日。

主诉： 双手心易出汗 5 年。

脉证： 双手心易出汗，5 年来饱受困扰，写作业时，汗液能把作业本弄湿弄皱，严重影响学习和生活。该患者形体消瘦，平素纳差，腹胀，进食不易消化食物则腹泻，舌淡苔白，脉细缓。查甲功五项、心电图均正常。

诊断： 汗证（中医诊断），手汗症（西医诊断）。

辨证： 脾气不足，纳用失职。

治则： 益气健脾和胃。

方药： 香砂六君子汤加味。

广木香 6g　　砂仁 6g（后下）　　党参 10g　　炒白术 15g

茯苓 15g　　陈皮 10g　　　半夏 9g　　　炙甘草 6g

煅牡蛎 30g　浮小麦 30g

5 剂，日 1 剂，水煎分 3 次温服。

二诊： 2015 年 5 月 27 日。

脉证： 患者手汗无明显减少，但腹胀减，纳食增，纳食香，舌脉同前。

方药：在初诊方基础上加五味子 10g 以加强收涩敛汗作用。

5 剂，日 1 剂，水煎分 3 次温服。

三诊：2015 年 6 月 6 日。

脉证：手汗较前减少，纳食、二便正常，诊脉时，触其手汗出且冷，追问之下而知其平日畏寒怕冷，结合脉细缓，均为阳气不足的症状。

方药：桂枝加附子汤。

桂枝 9g　　白芍 9g　　　炙甘草 9g　　制附子 6g （先煎）

生姜 9g　　大枣 3 枚

5 剂，2 日 1 剂，水煎分 3 次温服。

四诊：2015 年 6 月 18 日。

脉证：畏寒去，双手冷汗明显减少，舌脉同前。

方药：三诊方加煅牡蛎 30g、浮小麦 30g、柴胡 5g、远志 10g。

6 剂（颗粒剂）隔日 1 剂，开水冲分 3 次服。

按：手汗症是因紧张、兴奋、压力大或夏天高温时交感神经兴奋，造成手掌排汗异常增加所致之症。西医可手术治疗，但易出现代偿性出汗，疗效差，且易复发。中医辨证治疗此症收效甚好。此病例辨证属脾气虚，因脾主四肢肌肉，手足为诸阳之本，脾胃失常，升降失调，纳运失职，津液旁达于四肢而致手足心汗出。气虚固摄失职，就会出汗，故初诊选香砂六君子汤加味以益气健脾、固摄止汗，也有门氏中医"久病治胃"之意。二诊时加五味子加强收涩敛汗之力。三诊时细审其症，手出冷汗，畏寒，脉细均为阳气不足，故改用桂枝加附子汤温经扶阳，调和营卫，手汗大减。四诊效不更方，仍用桂枝加附子汤加煅牡蛎、浮小麦收敛止汗，柴胡疏肝，远志定心神，以缓解压力。改用颗粒剂隔日1剂，缓以调理，终获良效。

2. 丹栀逍遥散加减治疗内伤发热

刘某，女，38 岁。

初诊：1987 年 6 月 12 日。

主诉：反复发热两年。

脉证：患者因家庭不睦，与丈夫离异后近两年来经常出现发热，体温波动在 37.3~37.9℃，多次做各方面检查，均无异常，发热常随情绪变化而升降，伴失眠口苦，烦躁易怒，纳少，大便干，月经先后不定，舌淡暗，脉涩。

诊断：内伤发热（中医诊断），发热待诊（西医诊断）。

辨证：气郁血瘀发热。

治则：疏肝解郁，活血化瘀，清泻肝热。

方药：丹栀逍遥散加减。

牡丹皮 10g	焦栀子 10g	当归 10g	白芍 10g
柴胡 10g	白术 10g	茯苓 15g	地骨皮 15g

白薇 10g　　龙胆草 10g　　大黄 6g　　　桃仁 10g (捣)

红花 10g　　秦艽 10g　　　生地黄 15g　炙甘草 6g

5 剂，日 1 剂，水煎分 3 次温服。

二诊：1987 年 6 月 18 日。

脉证：身热口苦减，大便正常，仍烦躁、眠差，纳食不多，舌脉同前。

方药：初诊方去龙胆草、大黄，加合欢花 10g、远志 10g。

5 剂，日 1 剂，水煎分 3 次温服。

患者 10 月又因胃痛就诊时得知，服药后再无发热，睡眠渐好，病愈。

按：该患者就诊前已排除感染性、肿瘤性、风湿免疫疾病引起的发热，观其病因有家庭不睦，忧思郁虑，加之发热每随情绪变动而起伏，辨属内伤发热之气郁发热。因情志抑郁，气郁化火，气火扰动，故烦躁易怒；肝火犯胃，胃肠有热则口苦、大便干，肝火扰心则失眠；舌淡暗、脉涩是血瘀的表现，因肝气郁滞，久而气滞血瘀。血瘀又会使气血不通，营卫壅遏，而使发热缠绵日久不去。

此案属肝郁化火兼瘀血所致发热，故用疏肝解郁以治其因，化瘀活血以调营卫，清肝泄热以解其症。方中用逍遥散疏肝解郁；牡丹皮、焦栀子清肝泄热；桃仁、红花活血化瘀；龙胆草、大黄清肝泻火，通大便以治口苦。地骨皮、白薇、秦艽、牡丹皮可清退虚热；生地黄可养阴生津，因郁而化火，耗伤阴精为气郁发热的主要病机；炙甘草调和诸药。上方加减服药 10 剂，缠绵两年之发热治愈。对于内伤发热，往往相互转化或兼杂出现，如此例既有气郁发热，又兼血瘀发热，气郁发热还可转化为阴虚发热，在临床必须了解此类病机之转归，详辨其理，论治准确，方可取得良效。

3. 四君子汤合桃红四物汤加减治疗肥胖症

陈某，女，32 岁。

初诊：1987 年 3 月 29 日。

主诉：体重明显增加两年，伴乏力神疲。

脉证：患者近两年来体重增加 10kg 有余，身高 1.55 米，体重 71.5kg，用自己的话描述就是"喝水也长肉"，伴乏力懒动，喜食肥甘厚腻，闭经 3 月，舌胖，边有齿痕，苔薄白腻，脉细无力。

诊断：肥胖（中医诊断），肥胖症（西医诊断）。

辨证：脾气不足，气虚血瘀。

治则：益气健脾，活血调经。

方药：四君子汤合桃红四物汤加减。

党参 10g	黄芪 15g	白术 10g	茯苓 15g
泽泻 10g	桂枝 10g	牡丹皮 15g	当归 10g
赤芍 15g	熟地黄 10g	川芎 10g	桃仁 10g (捣)

红花 10g　　炙甘草 6g

7 剂，日 1 剂，水煎分 3 次温服。

医嘱：①忌食肥甘厚腻。②加强锻炼。

二诊：1987 年 4 月 8 日。

脉证：精神较前好，月经未行，舌脉同前，一诊方加三棱 10g、莪术 10g。

6 剂，日 1 剂，水煎分 3 次温服。

三诊：1987 年 4 月 15 日。

脉证：月经期第 2 天，量正常，无腹痛，精神好，体重减 1.5kg，舌淡红，苔白，脉细，经期停药，嘱经期过后再诊。

四诊：1987 年 4 月 19 日。

脉证：月经结束，继服初诊方 15 剂，体重较初诊下降 6kg，后用香砂养胃丸调治。同时嘱其节制饮食，坚持锻炼，巩固疗效。

4. 逍遥散加减治疗肥胖症

谢某，女，45 岁。

初诊：1998 年 10 月 8 日。

主诉：体重增加明显，伴神疲乏力。

脉证：患者身高 1.59 米，体重 8 年间从 60kg 增加至 75kg。尝试过好多减肥办法，毫无作用，想用中药减肥。在了解其病史及四诊情况时得知，其家庭不和，单位工作忙，自觉整天神疲乏力，精力不集中，生活和工作的压力使她经常用睡觉来缓解情绪，逃避现实，情绪低落，体重渐增，月经推迟，色黑量少，腹痛。舌胖淡暗，苔白，脉弦。腹部彩超提示：脂肪肝，甘油三酯 3.6mmol/L。

诊断：肥胖（中医诊断），肥胖症（西医诊断）。

辨证：肝郁气滞，气滞血瘀。

治则：疏肝解郁，理气活血。

方药：逍遥散加减。

当归 15g	炒白芍 10g	柴胡 10g	茯苓 15g
白术 10g	泽泻 10g	决明子 15g	山楂 30g
香附 10g	郁金 10g	合欢皮 10g	桃仁 10g(捣)
红花 10g	当归 10g	赤芍 10g	炙甘草 6g

10 剂，日 1 剂，水煎分 3 次温服。

二诊：1998 年 10 月 16 日。

脉证：服初诊方期间月经来潮，经期出血较前多，腹痛减，精神稍好转，效不更方，又服用 20 剂后体重减 3kg，后将上方改为配方颗粒，隔日 1 剂，缓调 3 个月，体重减轻至 65kg，服药期间注意调情志，节饮食，加强锻炼。

5. 真武汤合五苓散加减治疗肥胖症

曹某，女，43 岁

初诊：1997 年 11 月 12 日。

主诉：体胖伴浮肿 3 年。

脉证：自述近两月来精神差，怕凉，双下肢轻度浮肿，小便频，夜尿次多，大便稀，近年来身体逐渐肥胖，体重 80kg，食少懒动，舌淡胖，脉沉细。

诊断：肥胖（中医诊断），肥胖症（西医诊断）。

辨证：肾阳不足，水湿内停。

治则：温阳化气行水。

方药：真武汤合五苓散加减。

| 茯苓 15g | 白术 10g | 白芍 10g | 制附子 10g （先煎） |
| 猪苓 15g | 泽泻 10g | 桂枝 10g | 炙甘草 6g |

6 剂，日 1 剂，水煎分 3 次温服。

二诊：1997 年 11 月 20 日。

脉证：小便次数减少，下肢不浮肿。初诊方再服 10 剂。

三诊：1997 年 12 月 3 日。

脉证：精神好，小便正常，体重减轻 2kg，在初诊方基础上加减调治两月，体重降至 65kg。

6. 半夏白术天麻汤加减治疗肥胖症

崔某，男，41 岁。

初诊：1987 年 5 月 7 日。

主诉：体重近 10 年逐渐增加，伴头晕胸闷 1 月。

脉证：30 岁以后体重逐渐增加，现体重 85kg，近 1 月来伴头蒙头晕，胸闷，咳嗽，痰白量多，恶心呕吐，大便初坚硬后溏泻，舌淡胖，边有齿痕，苔白厚腻，脉弦滑。

诊断：肥胖（中医诊断），肥胖症（西医诊断）。

辨证：风痰上扰，痰湿中阻。

治则：健脾燥湿，化痰和中。

方药：半夏白术天麻汤加减。

半夏 9g	天麻 10g	茯苓 15g	陈皮 10g
白术 10g	苍术 6g	厚朴 10g	竹茹 10g
远志 10g	款冬花 10g	炙甘草 6g	

5 剂，日 1 剂，水煎分 3 次温服。

二诊：1987 年 5 月 13 日。

脉证：眩晕、咳嗽、呕吐均减轻。

方药：六君子汤加味。

陈皮 10g	半夏 10g	茯苓 10g	白术 10g
党参 10g	薏苡仁 30g	焦山楂 30g	车前子 10g（包煎）
泽泻 10g	炙甘草 6g		

配方颗粒 10 剂，日 1 剂，开水分两次冲服。

三诊：1987 年 5 月 24 日。

脉证：服前方 10 剂无任何不适，体重减 3kg。服药期间饮食清淡，注意运动。3 月后随访体重无反弹。

按：西医认为肥胖症是由于机体生化、生理改变而致热量摄入过多，体内脂肪组织过量蓄积而成。肥胖是心脑血管疾病、糖尿病的重要发病因素。

中医认为肥胖的原因：

1. 过食肥甘、醇酒厚味，致使湿热渐积，脾失健运，精微不布，脂膏内瘀。治疗宜清胃热，健脾运，祛痰湿，使体内停聚的脂膏及湿浊消除。

2. 由脾虚或脾肾阳虚，运化、气化失常，痰浊内生而形成，治疗宜健脾气，温肾阳。

3. 肝郁日久，木克土虚，治疗宜疏肝理脾。

三者均可致气血壅塞，形成血瘀之证。

所以对肥胖的治疗需辨证用药，温肾健脾，祛湿化瘀，疏肝行气活血等。从整体观念出发，调治体质，以达到健康减肥的目的。不论辨属哪种证型，肥胖都应以控制饮食、加强运动为基础。前面4则治疗肥胖的案例分别代表不同的体质类型。第1例主因脾运失调，痰湿内停，久则气血运行不畅又致血瘀经闭，故用四君子汤益气健脾，桃红四物汤养血活血，牡丹皮、桂枝温经行血以加强调经作用。经调治后经行正常，体重减轻。第2例属情志不舒，肝郁气滞，肝郁犯脾致脾虚不健者，就应该疏理肝气以达健脾祛湿减肥的目的，同时要加一些活血化瘀的药物，因气滞多伴血瘀，故用逍遥散加活血化瘀之品。第3例属脾肾阳气不运，运化、气化功能失常之肥胖。须从温补脾肾之阳气，运湿行水治起，故用真武汤合五苓散治之。第 4 例属痰湿内盛之体，本虚标实，就应该化痰与健脾同治。用二陈汤合四君子汤加薏苡仁、焦山楂、车前子、泽泻。焦山楂可以促进胃肠消化，具有很好的减肥作用；薏苡仁可促进体内水液循环与新陈代谢，脂肪容易被燃烧，有助于增进减肥效果。

7. 附子理中汤加减治疗糖尿病伴高脂血症

李某，男，48 岁。

初诊：1999 年 3 月 5 日。

主诉：头晕、怯寒、泛吐痰涎 7 天。

脉证：既往有糖尿病病史 4 年，近期体检甘油三酯 4.89mmol/L，总胆固醇 6.17mmol/L，低密度脂蛋白 3.87mmol/L，血糖 7.8mmol/L，糖化血红蛋白 7.8%。刻下症：形体偏胖，面部油脂多，泛吐清水痰涎，怯寒肢冷，头晕，舌体胖，苔白腻，脉细无力。查血压 130/80mmHg。

诊断：消渴、痰湿（中医诊断）。2 型糖尿病、高脂血症（西医诊断）。

辨证：脾肾阳虚，痰湿偏盛。

治则：温脾肾，化痰浊。

方药：附子理中汤加减。

制附子 6g（先煎）　党参 10g　　白术 10g　　干姜 6g

茯苓 15g　　　桂枝 10g　　丹参 15g　　山楂 10g

泽泻 15g   决明子 15g   枳实 10g   炙甘草 6g

10 剂，日 1 剂，水煎分两次温服。

二诊：1999 年 3 月 16 日。

脉证：患者头晕减，已不泛吐痰涎，余同前，初诊方再进 10 剂，后复查血脂均正常。

按：患者本次就诊的主要目的是解决顽固性高脂血症，此患者有糖尿病病史，但就诊时形胖，面油，怯寒肢冷，头晕，舌体胖，苔白腻，脉细无力均为脾肾阳虚，痰湿偏盛。"高脂血症"在中医可归属于"痰湿""湿浊"范畴，属于本虚标实之证，本虚为脾虚，标实为痰浊和瘀血，虽然脾虚，但也离不开肺的敷布、肝的疏泄、肾的蒸腾，而脾肾在脂代谢中起重要作用。肺脾肾功能失常均可致痰浊、瘀血形成，二者又为有形之邪，可以阻碍津液、膏脂的运化与输布。津液停聚则生痰湿，痰湿阻塞血脉又可形成血瘀，血瘀又可致聚液成痰，痰湿与血瘀互为因果，形成恶性循环，日久渐形成动脉硬化、冠心病等。据其病机，针对本虚温脾肾，针对标实化痰瘀。遵《金匮要略》"病痰饮者，当以温药和之"。方选附子理中汤正合此意，方中制附子温肾阳，补命门；党参、干姜、白术、炙甘草为理中汤，温中健脾，使水谷精微的运化、输布正常，则痰湿不生；治疗高脂血症，在治本的同时不能忘治痰浊、瘀血之标。现代药理研究证实山楂、泽泻、决明子、枳实均有降血脂的作用。中医治病贵在辨证论治，此案例多用西药降脂药物而疗效不佳，中药调理降低血脂取得了满意效果，且血糖仍用盐酸二甲双胍片（0.5g/次，日3次）、阿卡波糖片（50mg/次，日3次），量无增加，而血糖也降至6.5mmol/L以下，可能与血脂得到纠正后，胰岛素抵抗也得到改善有关。

八、肢体经络病症

1. 宣痹汤加减治疗痛风关节炎

李某，男，33岁。

初诊：2015年5月3日。

主诉：足趾跖关节疼痛5天。

脉证：血尿酸高两年，双足第一趾跖关节红肿疼痛急性发作两次。经多家医院诊断为痛风性关节炎。刻下：跖趾关节疼痛5天，行走困难，局部红肿，局部皮温高，日轻夜重，舌红苔黄腻，脉滑数。查血尿酸：463μmol/L。

诊断：痹证（中医诊断），痛风性关节炎急性发作（西医诊断）。

辨证：热痹（湿热内蕴，瘀毒留滞）。

治则：清热利湿，解毒祛瘀。

方药：宣痹汤加减。

防己 10g   滑石 10g (包煎)   生薏苡仁 30g   杏仁 10g (捣)

晚蚕沙 15g   半夏 6g   赤小豆 15g   连翘 15g

栀子 10g   海桐皮 10g   萆薢 10g   地龙 10g

7 剂，日 1 剂，水煎分 3 次温服。

二诊： 2015 年 5 月 12 日。

脉证： 关节红肿、疼痛均减轻，舌淡红苔微黄腻，脉滑，血尿酸降至 393μmol/L。初诊方再服 5 剂。

三诊： 2015 年 5 月 18 日。

脉证： 关节红肿消退，疼痛消失，舌脉同前，改用健脾利湿法治其本。

方药：

党参 10g   生白术 10g   茯苓 15g   薏苡仁 30g

苍术 6g   车前子 10g (包煎)   泽泻 10g   厚朴 10g

莪术 10g   丹参 10g   陈皮 10g

7 剂，日 1 剂，水煎分 3 次温服。

其后每月守三诊方调理服药 1 周，连服 3 月，随访半年，血尿酸正常，期间未发生足跗趾关节肿痛。

按： 慢性痛风性关节炎一般发生在多次急性痛风性关节炎发作之后，若没有得到及时正规的治疗就会由急性转变为慢性，有一部分患者会出现关节隐痛，或者伴关节畸形。西医主要用控制尿酸的药物（如别嘌醇）和促进尿液排泄的药物（如苯溴马隆），但这些药物还是不能有效控制痛风复发。

此种情况用中药辨证治疗可收良效。此病中医归属于"痹证""历节"等范畴。中医认为外邪侵袭、脾胃虚弱、饮食不节是本病发生的主要原因，由湿热内蕴，热郁为毒，热毒之气壅于血脉，湿热瘀毒留滞经络骨节所致。关于慢性痛风的病机，《丹溪摘玄·痛风门》有"或因饮酒当风，汗出入水，以致肌肉不仁，血脉凝泣，使关节不得流通，诸筋无以滋养，正邪相搏，历节疼痛，走注四肢间节而无常处"之说。所以痛风性关节炎红肿疼痛时，中医治疗以清热利湿、解毒祛瘀为基本大法，在缓解期以治本为主，多以健脾祛湿立法。初诊、二诊用宣痹汤，宣痹汤出自《温病条辨》，方中防己清热利湿，通络止痛；生薏苡仁除湿行痹，通利关节，协助防己通络止痛；连翘、栀子、滑石、赤小豆清利湿热；半夏燥湿化浊；杏仁宣肺利气，而肺主一身之气，气化则湿亦化；海桐皮、草薢、地龙可宣络、祛风、利湿，加强止痛作用。三诊时关节疼痛已消退，改用缓则治本的健脾利湿法，用党参、白术、茯苓、莪术补气健脾；薏苡仁除湿痹，苍术、厚朴、陈皮燥湿理气健脾；车前子、泽泻利湿祛邪；丹参有较好的降尿酸作用。

2. 痹通汤治疗坐骨神经痛

代某，男，60岁。

初诊：2017年2月20日。

主诉：左下肢疼痛1周。

脉证：1周前无明显诱因出现左下肢疼痛，痛在大腿后部、小腿后外侧和足部，因疼痛强迫腰部屈曲，西医诊断为"坐骨神经痛"，已按医嘱平躺硬板床，服用甲钴胺及对症止痛治疗，效果不明显。痛得热则减，尿频，腰困，舌淡，暗苔白，脉细而弦。既往有腰椎间盘突出症病史5年。

诊断：痹证（中医诊断），坐骨神经痛（西医诊断）。

辨证：肾阳不足，络脉瘀阻。

治则：温补肾阳，通络止痛。

方药：痹通汤加减。

当归10g	鸡血藤30g	威灵仙30g	炙土鳖虫10g
炙僵蚕10g	乌梢蛇10g	地龙10g	蜂房10g
菟丝子10g	杜仲10g	川断10g	炙甘草6g

5剂，日1剂，水煎分两次温服。

二诊：2017年2月26日。

脉证：左下肢疼痛减轻，可自己步行来就诊，腰困减，尿频，仍喜热，舌脉同前。

方药：在初诊方基础上加白芍15g、山药15g、益智仁10g。再予7剂。

患者于3月15日因胃不适就诊时自诉，服前药后行走自如，小便正常。

按：痹通汤出自国医大师朱良春，朱老认为正气不足，腠理疏松是痹证发生的内在原因。正气不足则难以抵御外邪和祛邪外出，腠理疏松则外邪乘隙而入，经络闭阻，气血不通，则为痹证发病之病理关键。痹通汤共有九味药，当归、鸡血藤扶正以补益气血；蜂房固本壮督，温煦肾阳；乌梢蛇、炙土鳖虫、炙僵蚕、地龙等虫类搜剔之品以祛邪；威灵仙软坚化瘀通络，加菟丝子、杜仲、川断补肾壮腰。5 剂痛减，二诊加白芍配炙甘草缓急止痛；山药、益智仁固肾缩尿，共服 12 剂后行走自如，诸不适祛除。朱老痹通汤临床用治很多疑难病症，关键是掌握"核心病机"，不要拘泥于一方治疗某个病，而在于分析病机，只要病机相同，均可异病同治。

3. 麻黄附子细辛汤加味治疗膝关节肿痛

刘某，女，47 岁。

初诊： 2016 年 3 月 18 日。

主诉： 双膝关节肿痛 1 周。

脉证： 近 1 周来出现双膝关节肿痛，行走困难。伴周身无力，纳食好，大便正常，舌淡胖暗，苔薄白，脉细。查：双膝关节肿，但不红。既往有子宫肌瘤病史两年，月经周期提前，或经量多，或漏下不止，服中药治疗，保守治疗待闭经。

诊断： 痹证（中医诊断），膝关节炎（西医诊断）。

辨证： 阳气虚弱，湿阻局部经络。

治则：温阳益气，除湿通络，消肿止痛。

方药：麻黄附子细辛汤加味。

生麻黄 5g　　细辛 3g　　制附子 8g（先煎）　生黄芪 15g

怀牛膝 10g　木瓜 15g　防己 10g　　　制乳没各 6g

颗粒剂 4 剂，日 1 剂，开水冲，分 3 次温服。

二诊：2016 年 3 月 23 日。

脉证：服上药后周身微微汗出，精神状态较前好，双膝肿痛减轻。初诊方再服 6 剂，日 1 剂，开水冲，分 3 次温服。

三诊：2016 年 3 月 29 日。

脉证：双膝已无肿痛，精神好。

方药：麻黄附子细辛汤加味。

生麻黄 3g　　细辛 1.5g　　制附子 5g（先煎）　怀牛膝 10g

木瓜 10g　　防己 10g

4 剂，隔日 1 剂，水煎分 3 次温服。

按：麻黄附子细辛汤出自《伤寒论》第 301 条"少阴病，始得之，反发热，脉沉者，麻黄附子细辛汤主之"。河北中医学院李士懋教授谓其为"温和散寒之祖方"。本病案用此方并无脉证对应，但为何选用此方？因其人崩漏频发，气血两伤，久则阳气不足，脉络瘀阻，阳气不足则湿停，湿停则进一步加重络阻，故选此方取其治之，方中制附子温阳化气，使气血得运；生麻黄发越阳气，以解寒凝；细辛能入肾而"启肾阳"，将凝闭于里及细微之处的寒邪消散。方中加生黄芪加强温阳益气之功，怀牛膝引药下行，木瓜可舒筋活络，防己祛风止痛，利水消肿，制乳没以活血止痛。综观全方，可温阳益气，舒筋活络，利水消肿止痛，标本兼顾，以收捷效。

4. 蠲痹汤加减治疗肩关节周围炎

陈某，男，58 岁。

初诊：2011 年 9 月 10 日。

主诉：左肩部疼痛 1 年余，加重 3 天。

脉证：左肩部疼痛，昼轻夜重，肩关节上举、后伸则疼痛加剧，活动受限，舌苔黄，脉弦。查：左肩关节 X 线片无异常。既往无外伤史。

诊断：肩凝证（中医诊断），肩关节周围炎（西医诊断）。

辨证：风寒湿侵袭，肩部血络瘀阻。

治则：祛瘀通络，蠲痹止痛。

方药：蠲痹汤加减。

羌活 10g	独活 10g	秦艽 10g	当归 10g
川芎 6g	海风藤 10g	桑枝 10g	制乳香 5g
木香 6g	桂枝 10g	威灵仙 10g	姜黄 10g
炙甘草 6g			

10 剂，日 1 剂，水煎分 3 次温服。

二诊：2011 年 9 月 22 日。

脉证： 服药后左肩疼痛减轻，洗脸、梳头、穿衣可自理。

方药： 在初诊方基础上加络石藤 10g，再予 10 剂而愈。

按： 肩凝证相当于西医肩关节周围炎，以肩部长期固定疼痛，活动受限为主要表现。中医属"痹证"范畴。本案用《医学心悟》之蠲痹汤加减。治风、寒、湿三气合而成痹。方中羌活、独活、秦艽、海风藤、桑枝祛风除湿；桂枝温散寒邪，通利血脉；当归、川芎养血调营；乳香、木香和血止痛；炙甘草益气补中；加威灵仙、姜黄通经活络。二诊时加络石藤，与方中海风藤合用有通利关节而达病所的作用，共服 20 剂而愈。此案病位在肩臂，病邪属风、寒、湿邪合而为痹，按"久病入络""久病多痰"之说，故治疗时化痰止痛之药也属必用，血瘀证明显者可加重活血药之用量，如桃仁、红花等。藤类药药性轻灵，也属必选，病症顽固者再加虫类之品，如全蝎、蜈蚣、僵蚕、地龙，凡属痹证皆可按此思路治之。

5. 自拟健脾息风方治疗儿童抽动症

李某，男，10 岁。

初诊： 2013 年 12 月 12 日。

主诉： 阵发性眨眼、咧嘴 20 余天。

脉症： 阵发性眨眼、咧嘴 20 余天，伴脾气急躁，纳食差，夜间易醒，二便正常，舌质偏红，苔薄白，脉平。

诊断：痉病（中医诊断），儿童抽动症（西医诊断）。

辨证：心肝火旺，阴阳失和，肝风内动。

治则：健脾化痰，平肝息风。

方药：自拟健脾息风方。

党参 5g	白术 6g	陈皮 5g	半夏 3g
茯苓 8g	炙甘草 3g	生白芍 6g	当归 6g
钩藤 8g	蝉蜕 8g	僵蚕 6g	莲子心 5g
生地黄 5g	玄参 8g		

10 剂，日 1 剂，水煎分 3 次温服。

二诊：2014 年 1 月 14 日。

脉证：服上药后患儿眨眼、咧嘴减少，夜眠佳，余症同前。

方药：在初诊方基础上加全蝎 2g、柴胡 3g，再予 12 剂。

按：儿童抽动症是一种比较常见的儿童时期起病的神经性疾病，主要临床特征为表情肌、颈肌或肢体肌肉迅速的、反复且不规则的运动性抽动或发声性抽动，表现为挤眉眨眼、咧嘴、耸肩、仰颈等，或出现四肢及躯体的爆发性动作，如踢腿、蹬脚等，可伴有多动、注意力不集中、强迫性动作等行为和情绪障碍，严重影响儿童的学习和生活。《黄帝内经素问·至真要大论》云："诸风掉眩，皆属于肝。"《证治准绳·幼科·慢惊》云："水生肝木，木为风化，木克脾土，胃为脾之府，故胃中有风，瘸瘸渐生，其瘸瘸证状，两肩垂十，两手下垂，时复动摇不已，名为慢惊。"《小儿药证直诀·肝有风甚》有言："风病或新或久，皆引肝风，风动而上于头目，目属肝，肝风入于目，上下左右如风吹，不轻不重，儿不能任，故目连眨也。"本例以眨眼、㖞嘴表现明显，同时伴有脾气急躁，纳食欠佳，夜间易醒。小儿"肝常有余，脾常不足"，纳食欠佳，脾运不足，夜间易醒，易急躁，为心肝火旺，一则火灼肺金，故无以平肝，二则火旺伤阴，日久而阴阳失和，肝风内动，上扰清窍，故眨眼、㖞嘴频发。用自拟健脾息风方治之，其中六君子汤益气健脾，燥湿化痰；当归、生白芍、玄参养阴血之不足；生地黄、莲子心、炙甘草又可滋阴降火，莲子心去心火，生地黄滋阴养血；僵蚕、钩藤平肝止痉；蝉蜕息风止痉。二诊时加全蝎虫类之药以祛风止痉；柴胡配当归、生白芍疏肝调气，调节情绪。方中平肝用药选用钩藤、全蝎、僵蚕而不用金石类药物是防伤脾之意。

6. 真武汤加减治疗特发性震颤

李某，男，55 岁。

初诊： 2016 年 10 月 7 日。

主诉： 双手震颤 3 年，加重 1 月。

脉证： 双手震颤 3 年，近 1 月加重，在注意力集中、精神紧张、劳累时加重，伴四肢不温，尿频，大便每周一行，便干难解，舌淡苔白，脉沉细。做头颅核磁检查无异常。

诊断：震颤（中医诊断），特发性震颤（西医诊断）。

辨证：脾肾阳虚。

治则：温补脾阳。

方药：真武汤加减。

制附子 10g（先煎）　茯苓 15g　　白术 15g　　白芍 10g

肉苁蓉 20g　　　山药 15g　　益智仁 10g　乌药 10g

生姜 3 片

5 剂，日 1 剂，水煎分 3 次温服。

二诊：2016 年 10 月 14 日。

脉证：双手震颤减，尿次减，夜眠可睡 5 小时，大便两日一次，不干，余症同前。

方药：在初诊方基础上制附子改为 15g，肉苁蓉改为 30g。7 剂，煎服法同前。

3 月后随访，震颤明显改善，二便正常，四肢转温，夜眠佳。

按：特发性震颤又称"原发性震颤"，是临床常见的运动障碍性疾病，多见于中老年人，应属中医"风"的表现，常见病机多为肝风内动或血虚生风。此患者震颤伴四肢不温，尿频，舌淡苔白，脉沉细均为阳气不足，遂不能化气行水，阳气不能温煦筋脉肌肉，故出现震颤，故用真武汤温阳化气行水，合缩泉丸固肾缩尿，以治其尿频。肾阳虚弱，阳虚内生，留于肠胃，阳气不运，使肠道传运无力而排便困难，故加肉苁蓉温补肾阳，并能润肠通便。所以震颤的治疗一定要辨证清楚，切勿见此病即用镇肝息风之法。

7. 芍药钩藤木耳汤加减治疗糖尿病合并周围神经病变

张某，女，65 岁。

初诊：2016 年 8 月 12 日。

主诉：双足烧灼刺痛 1 年余，加重 1 周。

脉证：近 1 年多来出现双下肢麻木，双足灼热刺痛，痛苦万分，有时整夜难以入睡，虽经多方中西医结合治疗，效均不佳，遂来就诊。刻下症：言语无力，形体偏瘦，精神欠佳，纳食一般，口渴不欲饮水，便秘，眠差，舌淡暗，苔薄白欠润，脉弦细。既往有糖尿病病史 30 余年，皮下注射精蛋白生物合成人胰岛素注射液（预混人胰岛素 30R）（早 22U，晚 20U），加口服盐酸二甲双胍片（0.5g/ 次，中午服 1 次），血糖控制在理想范围。

诊断：痹证（中医诊断），糖尿病合并周围神经病变（西医诊断）。

辨证：气阴两虚，络脉瘀阻。

治则：益气养阴，活血通络。

方药：芍药钩藤木耳汤加减。

生白芍 30g　　　钩藤 30g　　　炙甘草 9g　　　桃仁 10g（捣）

郁李仁 10g　　　黑木耳 15g　　　天麻 10g　　　僵蚕 9g

全蝎 6g（研末冲服）　川牛膝 10g　　　没药 10g

5 剂，日 1 剂，水煎分 3 次温服。

注：白苣子，又叫"生菜子""莴苣子"，功能活血化瘀，因本地无此药，故用桃仁代替之，另加川牛膝引经，没药加强活血止痛作用。

二诊：2016 年 8 月 18 日。

脉证：患者诉双足灼热刺痛减，仍便秘难解，夜不能寐，初诊方加柏子仁 10g，取其助郁李仁通便，并可安神之效，再予 5 剂。

三诊：2016 年 8 月 24 日。

脉证：患者神情喜悦，自述足痛又有减轻，夜间睡眠较前好，大便隔日一次，但精神仍欠佳，双腿麻木无明显减轻。

方药：联合方组，方①仍守二诊时用方。

方②用自拟活血通痹汤（颗粒剂）。

黄芪 20g　　　当归 20g　　　丹参 30g　　　三七 3g

川芎 6g　　　鸡内金 10g　　　红花 10g　　　鸡血藤 30g

地龙 10g

1 剂分两份，每次用 200ml 开水冲匀一份温服，日两次。

方①方②各 5 剂，隔日交替服用。

四诊：2016 年 9 月 5 日。

脉证：患者精神较前好转，双下肢麻木减轻，双足仍时有疼痛，大便日 1 次，易解，夜眠转佳。

按：糖尿病周围神经病变病机复杂，可归中医学的"脉痹""血痹""痿证"范畴。此例患者消渴病日久，出现双下肢麻木，双足灼热刺痛，舌淡暗，脉弦细，辨证属气阴两虚为本，络脉瘀阻为标，气虚则血瘀，阴虚则血滞。以门九章教授功能五态分析，此患者属功能不足态和功能阻滞态。功能不足态表现为言语无力，形体偏瘦，精神欠佳，口渴不欲饮水等；功能阻滞态表现为双下肢麻木，双足灼热刺痛，舌淡暗等。故先用门纯德老师的芍药钩藤木耳汤濡润筋脉，通筋活络，解痉止痛。三诊时又加自拟活血通痹汤与芍药钩藤木耳汤隔日交替服用，①方重在濡润活血，通脉止痛，②方偏于益气活血通脉，两方交替，气阴双补，络瘀得行，故收良效。

8. 半夏泻心汤合补阳还五汤加减治疗糖尿病周围神经病变

崔某，男，63 岁。

初诊：2018 年 6 月 8 日。

主诉：双足麻木疼痛两月余。

脉证：糖尿病病史 10 余年，双足麻木疼痛两月余，双下肢发凉，神疲乏力，脘腹痞闷，舌淡苔黄腻，脉细缓。查血糖 8.9mmol/L，精蛋白人胰岛素混合注射液（30R）（早16U，晚12U）皮下注射。

诊断：痹证（中医诊断），糖尿病周围神经病变（西医诊断）。

辨证：脾胃湿热，寒瘀阻络。

治则：温补兼施。

方药：半夏泻心汤合补阳还五汤加减。

半夏 9g	黄连 6g	黄芩 10g	生黄芪 15g
赤芍 15g	川芎 10g	地龙 6g	桃仁 10g（捣）
红花 10g	鸡血藤 15g	川牛膝 10g	桂枝 10g
白芍 10g	炙甘草 6g	生姜 6g	

配方颗粒 6 剂，日 1 剂，开水冲 200ml，分 3 次温服。

二诊：2018 年 6 月 15 日。

脉证：脘腹痞闷减轻，苔腻转薄，双下肢症状无明显减轻，复查空腹血糖 7.2mmol/L。

方药：在初诊方基础上加全蝎 6g、土鳖虫 10g、僵蚕6g，配方颗粒 10 剂，服法同前。

三诊：2018 年 6 月 27 日。

脉证：无脘腹痞闷，舌淡红苔薄黄，双下肢双足麻木明显减轻，疼痛略减，空腹血糖 6.3mmol/L。

方药：

生黄芪 15g	赤芍 30g	川芎 10g	当归 10g
白芍 15g	地龙 10g	桃仁 10g	红花 10g
鸡血藤 15g	川牛膝 10g	桂枝 10g	僵蚕 10g
三七粉 3g（另冲）	制乳没各 6g	炙甘草 6g	

配方颗粒 10 剂，服法同前。

四诊：2018 年 7 月 9 日。

脉证：双下肢较前转温，麻木疼痛减轻，血糖控制在正常范围。嘱其用龙芪溶栓肠溶胶囊，每次 2 粒，日 2 次，口服，以巩固疗效。服用 1 月，情况稳定。

按：糖尿病周围神经病变属于中医"痹证""痿证"范畴，仝小林教授认为若以脉的病变为主，一般是多重因素导致的血管病变，治疗难度大，周期长；若以络的病变为主，则主要涉及微血管和神经末梢病变，治疗相当困难（其实都难治）。他认为糖尿病周围神经病变时，脏腑热、经络寒同时存在。此案中患者正符合这种情况，双下肢发凉伴双足麻木疼痛，神疲乏力是气血不足，脘腹痞闷、苔黄腻是中焦脾胃有湿热。所以方选半夏泻心汤辛开苦降以除中焦湿热，用补阳还五汤温阳益气，活血通络；加川牛膝引药下行至病所；鸡血藤补血活血，舒经活络；桂枝温通经脉。以上药味共同起到益气温经、活血通络止痛的作用。白芍配炙甘草，可柔筋缓急止痛。二诊时加全蝎、土鳖虫、僵蚕之虫类药搜风通络。三诊时脾胃湿热除，重点治经络寒，调整处方，用补阳还五汤加减补气活血通络，前方全蝎、土鳖虫有毒，故去之，加用三七粉、制乳没活血通络止痛。四诊时，病情明显减轻，改用龙芪溶栓肠溶胶囊巩固疗效，其中含有地龙、黄芪、红花等药，主治气滞血瘀之中风病、冠心病等，此虽为糖尿病周围神经病变，但病机也为气滞血瘀，经脉瘀阻，故也属对症，不要拘于说明主治，只要明其理，治其因，就可取效。

第二章　妇科

1. 柴松岩教授验方治疗习惯性流产

翟某，女，31 岁。

初诊：2015 年 8 月 17 日。

主诉：怀孕 3 月余，阴道出血 1 天。

脉证：患者曾连续流产 4 次，每次均在孕期 4 月左右。此次是在上次流产保养 1 年后怀孕，孕期已 3 月余，又有腰腹坠痛，阴道少量出血，同时兼口苦，性情急躁，睡眠不佳，便秘，舌红苔黄，脉滑数。

辨证：血海热盛，胎元不安。

诊断：滑胎（中医诊断），习惯性流产（西医诊断）。

治则：清热安冲，固肾安胎。

方药：柴松岩教授验方。

菟丝子 12g　　黄芩炭 10g　　侧柏炭 12g　　白芍 12g

柴胡 5g   藕节 20g   莲须 10g   瓜蒌 20g

覆盆子 10g   枸杞子 10g   夜交藤 12g   百合 12g

5 剂，日 1 剂，水煎分 3 次温服。

二诊：2016 年 8 月 23 日。

脉证：腰腹坠痛减轻，阴道出血已止，眠佳，大便正常。

方药：初诊方减去瓜蒌、夜交藤、百合。再予 4 剂。

三诊：2016 年 8 月 28 日。

脉证：腰腹坠痛消失，每周在初诊方基础上加减用药（隔日 1 剂）至怀孕 6 个月，后足月生一男婴。

按：柴松岩老师治滑胎经验方：菟丝子 12g、黄芩 10g、侧柏叶 12g、白芍 12g、柴胡 5g、藕节 20g、莲须 10g。方中菟丝子、莲须补肾固涩；侧柏叶收敛凉血，固下止血；柴胡、黄芩清热升提安胎。如大便秘结，用瓜蒌 20～30g 通便泄热；阴道出血时将侧柏叶、黄芩改为炭，以助止血之力。此外如气虚失固又兼热象者，可在方中加太子参 15g；腰疼者，加覆盆子 10g、枸杞子 10g；睡眠不佳者，加夜交藤 12g、百合 12g。

在对滑胎的治疗中，柴老特别强调以下 3 点：①在怀孕后未出现先兆流产前，即应进服上方以固胎安冲，防止再次发病，或减轻病情以维持妊娠。②在饮食方面要忌羊肉、海鲜及辛辣食物。③在日常生活方面要忌热水浴及热水洗脚，以免发生引血下行之弊。

　　体会：滑胎是指连续 3 次以上自然发生堕胎、小产的妇科病症。一般妊娠 3 个月以内，胎儿尚未成形而堕者为堕胎；妊娠 3 个月以后，胎儿已成形而堕者为小产。笔者使用柴老治滑胎验方有如下体会：①本病病因除外伤、惊恐、暴怒等因素外，临床多因血海热盛、胎元不安或肾虚失固所致。现代妇女身体状况又以实盛居多，所以因热动胎而致滑胎者一直居于病因首位，这也正是柴老的组方思想，所以对于滑胎属血海蕴热、胎元不固者屡用屡效。若属冲任不足，血海虚寒，表现为小腹冷痛，出血色暗，面色苍白，舌淡，苔白，脉细弱者，就不宜用此方。②要注意随症加减。③最好是在本次流产症状出现前及早用药，用药至以往流产月数后 2～3 个月更安全可靠。④注意生活起居及饮食禁忌。

　　总之，滑胎的治疗能否成功，以上因素如辨证准确、及早用药、按疗程用药、加减合理、生活调理、饮食宜忌缺一不可。

2. 自拟方治疗妊娠呕吐

王某，女，25 岁。

初诊：2015 年 5 月 27 日。

主诉：妊娠 3 月余，呕吐近 2 月。

脉证：患者怀孕 3 月余，恶心呕吐近 2 月，伴食欲不振，10 天来呕恶加剧，食入即吐，头晕，经多方诊治，收效甚微，今邀余诊。患者面色无华，神疲懒言，大便干燥，苔腻根黄厚，脉细。

辨证：胃热气逆，腑气不通，正气受损。

诊断：妊娠恶阻（中医诊断），妊娠呕吐（西医诊断）。

治则：清胃通便，扶助正气，固护胎元。

方药：自拟方。

黄芩 10g	大黄 6g	竹茹 10g	陈皮 10g
荷叶 10g	枸杞子 10g	菟丝子 10g	人参 6g（另煎）

6 剂，日 1 剂，水煎分 3 次温服。

二诊：2015 年 6 月 4 日。

脉证：大便由干燥转畅，日解 1 次，能少进一些流质饮食，余同前。

方药：初诊方去大黄又服 12 剂。而后呕恶均止，食纳增加，大便如常，再服 6 剂，诸恙渐安，精神好，其后未再呕吐。

按：妊娠恶阻为妊娠期常见病，其之所以发生呕恶、眩晕，多由胃失和降，冲脉之气上逆所致。然胃与大肠相表里，胃气不降则传导功能也随之失常，在临床实践中，此类患者主要疾苦是恶心，食不下，而大便易被忽略，殊不知大便不畅也能影响胃气下顺，浊热积滞肠中也可致恶心呕吐。本案治疗中选黄芩清热安胎，又配竹茹清胃止呕；陈皮、荷叶健胃理气化浊；大黄通便除热，引逆下行；枸杞子、菟丝子补肾安胎；因病程较长，呕吐亦甚，体质薄弱，脉细，故加人参以补其虚。总之，降逆通腑呕恶止，补胃健脾胎元固。

3. 逍遥散加味治疗卵巢功能早衰性不孕症

姜某，女，31 岁。

初诊：2014 年 3 月 8 日。

主诉：婚后 5 年未孕，闭经 5 个月。

脉证：闭经 5 个月，结婚 5 年未孕，14 岁月经初潮，月经周期不规律，30 天或 50 天一行，经期 5 天，量少，末次月经 2013 年 10 月 3 日。因多年未孕曾多次检查，西医诊断为卵巢早衰，多方求治，均效果不佳。刻下症：情绪低落，少动寡言，潮热，汗出，性欲下降，白带量少，阴道干涩，眠差多梦，纳食差，舌淡红，苔白，脉细。

诊断：闭经（中医诊断），卵巢早衰（西医诊断）。

辨证：肝郁气滞，肾精亏虚。

法则：疏肝化瘀，补肾填精。

方药：逍遥散加味。

柴胡 10g	当归 15g	白芍 10g	郁金 10g
茯苓 10g	白术 10g	熟地黄 15g	鹿角胶 10g（烊化）
牡丹皮 10g	女贞子 12g	枸杞子 10g	山茱萸 10g
丹参 10g	合欢皮 10g	茯神 10g	炒麦芽 10g

10 剂，日 1 剂，水煎分 3 次温服。

二诊：2014 年 3 月 19 日。

脉证：精神好转，潮热汗出减少，睡眠较前好，月经在 3 月 15 日来潮。

治则：补益气血，补肾助孕。

方药：

党参 10g　　黄芪 15g　　当归 15g　　熟地黄 15g

仙灵脾 10g　仙茅 10g　　菟丝子 10g　枸杞子 10g

10 剂，日 1 剂，水煎分 3 次温服。

脉证：此方又服 20 剂，其后月经正常来潮；两月后怀孕，次年足月顺产一女婴。

按：此案例属卵巢功能早衰，引起闭经不孕。卵巢早衰是指女性 40 岁以前，出现更年期症状，如潮热出汗等或出现月经紊乱，月经周期缩短或月经周期延迟，甚至半年或一年不来月经，以至闭经，其间性欲低下、不孕。《沈氏女科辑要》中张景岳云："经闭有血隔、血枯之不同，隔者病发于暂，通之而愈，枯者其来渐，补养乃充。"此例患者情绪低落，少动寡言，均为肝郁不疏之象，一者气滞可以血瘀，一者郁久可化热伤及阴血。肝郁化热，伤及阴血，故潮热汗出；热扰神明，故眠差多梦。肾阴亏损，不能滋养，肝郁渐至脾虚，日久脾肾不足。《黄帝内经素问·上古天真论》中曰："女子七岁，肾气盛，齿更发长，二七而天癸至，任脉通，太冲脉盛，月事以时下，故有子。""肝主冲脉"，由此看来，经闭不行、不孕均责之于肾。肾主生殖之精，肾阴亏虚，不能滋养卵子生长；肾阳不足，不能鼓动卵子排出。所以，疏肝郁、调冲任、填精血、温肾阳均属治疗要点。此案辨证属肝郁血瘀，肾精亏虚，故以逍遥散加郁金为基础，疏肝健脾，加丹参一味，可养血祛瘀；炒麦芽助消化，增食欲；鹿角胶温补肾阳，养精血；枸杞子补虚益精；熟地黄滋肾水，补真阴；山茱萸补益肝肾。二诊时服上方后诸不适好转，月经来潮，调整治法以补益气血，补肾促孕，调理 20 剂，其后月经正常，时隔两月有孕，后顺产一女婴。从此案例总结体会：对于卵巢早衰、闭经、不孕症等患者，①一定要注意疏导心情，调整情绪。②治疗用药注意疏肝祛瘀。③补肾要肾阳、肾精同补。④补肾不忘健脾，因为肾中元精有赖于脾胃所化生的水谷精微之养，只有脾胃健运，肾中先天之精才能充盛，才能"精气溢泻"而生儿育女。

4. 桃红四物汤加减治疗卵巢早衰

谢某，女，38 岁。

初诊：1998 年 10 月 5 日。

主诉：闭经 1 年。

脉证：闭经 1 年，伴下肢轻度浮肿，心烦易怒，眠差，便秘，舌淡苔白，脉弦细。

诊断：闭经（中医诊断），卵巢早衰（西医诊断）。

辨证：肝郁脾虚，痰瘀互结。

治则：疏肝健脾，活血化瘀。

方药：桃红四物汤加减。

桃仁 10g（捣）	红花 10g	当归 15g	赤芍 10g
川芎 10g	熟地黄 15g	柴胡 10g	炒白芍 10g
茯苓 10g	制香附 10g	川牛膝 10g	益母草 30g
陈皮 10g	半夏 9g	炙甘草 6g	生山楂 30g

5 剂，日 1 剂，水煎分 3 次温服。

二诊：1998 年 10 月 11 日。

脉证：服药期间患者小腹部疼痛似月经前期感觉，大便排出不畅，舌脉同前。

方药：初诊方加熟大黄 10g、桂枝 10g、牡丹皮 10g。5 剂，日 1 剂，水煎分 3 次温服。

三诊：1998 年 10 月 17 日。

脉证：服二诊方第 4 剂时，月经来潮，乳房胀痛，大便通，舌脉同前。

方药：二诊方当归改为 30g，川牛膝改为怀牛膝 10g，另加郁金 10g。3 剂，日 1 剂，水煎分 3 次温服。

四诊：1998 年 10 月 21 日。

脉证：经期 5 天，乳房胀痛消失，大便正常，已无腹痛。

方药：暂停中药汤剂，予逍遥丸 6g/ 次，日 2 次，服用一周。

五诊：1998 年 11 月 11 日。

脉证：正值两次月经中段，大便正常，下肢无浮肿，继投初诊方 5 剂，隔日 1 剂，服药 10 天停药，待观下次月经情况，月经按正常周期来潮；经期 5 天，有轻度腹痛。嘱下月两次月经中段服用初诊方 5 剂，其后月经正常。

按：闭经一症与肝气郁结、气血瘀滞、痰湿瘀血密切相关。此例患者心烦易怒，眠差，经前乳房胀痛，均为肝气不舒之征象；肝气乘脾，脾虚运化失常则痰湿内聚，故下肢浮肿；肝气郁滞，气滞则血瘀，久则痰瘀互结，瘀阻胞宫则闭经；肝郁日久，化火扰心，则心烦易怒，肠燥便秘。治疗用疏肝理气、活血化瘀、健脾化痰之法，方中桃红四物汤活血化瘀，柴胡、炒白芍、制香附疏肝理气；茯苓健脾利湿消肿；川牛膝引药下行；益母草、生山楂主活血化瘀调经；陈皮、半夏、茯苓、炙甘草为二陈汤健脾化痰。二诊加桂枝、牡丹皮加强温经活血止痛之力，熟大黄通便，服药期间月经来潮。三诊时怀牛膝易川牛膝为经期重在调补肝肾，经前期用川牛膝重在活血通经。

5. 逍遥散加减治疗更年期综合征

陈某，女，52 岁。

初诊：2019 年 7 月 11 日。

主诉：烘热汗出，失眠 3 年，加重 2 月。

脉证：患者烘热汗出，失眠 3 年，加重 2 月，经多方治疗无效，十分痛苦，月经已不规律，心烦，坐卧不安，伴腰背酸困，不能到人多处，也不喜和人说话，日常家务也不能操持，纳食一般，小便频数，大便正常。舌淡苔白，脉弦细。

诊断：郁证（中医诊断），更年期综合征（西医诊断）。

辨证：肝气失调，肾阳不足。

治则：疏肝理气，温肾益精。

方药：逍遥散加减。

当归 10g	白芍 10g	柴胡 10g	茯苓 10g
白术 10g	生龙骨 15g	生牡蛎 15g	怀牛膝 10g
远志 10g	浮小麦 30g	菟丝子 10g	淫羊藿 10g

配方颗粒 6 剂，日 3 次，开水冲温服。

二诊：2019 年 7 月 18 日。

脉证：心烦意乱及坐卧不安均大有好转，睡眠也较前好，余同前。效不更方，再进 6 剂。

三诊：2019 年 7 月 25 日。

脉证：已无烘热感，汗出减，小便仍频数，尤以夜间为重，基本生活已能自理，可料理一些家务，晚上能睡 3~4 小时，易醒。

方药：在初诊方基础上加黄连 6g、肉桂 3g、桑螵蛸 30g。配方颗粒 6 剂，水冲温服。

四诊： 2019 年 8 月 4 日。

脉证： 小便正常，睡眠可达 6 小时，可以正常和邻里沟通来往，暂停药。一年后闭经，再有类似不适仍按方调理。

按： 更年期综合征指妇女在绝经前后由于卵巢功能衰退引起的一系列血管舒缩功能、生殖系统和精神心理发生改变的症状，可归属于中医学"绝经前后诸证""脏躁""郁证"范畴。本案患者已近闭经年龄，诸证综合，属"绝经前后诸证"之肝气失调，肾阳不足。故逍遥散疏肝理脾，加生龙骨、生牡蛎重镇安神、益阴敛阳；怀牛膝补肾强腰；远志助益安神；浮小麦可益气除热止汗；菟丝子、淫羊藿温肾阳，可上调机体雌激素的水平，增加子宫内膜厚度，改善卵巢功能症状。三诊时加黄连、肉桂为交泰丸以清心降火，引火归元；加桑螵蛸固肾缩尿。数年的病患得以治愈，反思其理，主要是久病致郁，而致诸症渐重。之前多方治疗，但均以调补肝肾为主，效不佳，病难愈。所以非疏肝理气，调畅气机难以奏效。

6. 乌梅丸加减治疗更年期综合征

赵某，女，51 岁。

初诊： 2016 年 3 月 27 日。

主诉： 心烦意乱，眠差，胆怯 3 月。

脉证： 心烦意乱，眠差，胆怯 3 月，口腔溃疡，双目干涩，双下肢不温怕冷，小便次数多，舌红，苔薄白，脉弦细。

诊断：绝经前后诸证（中医诊断），更年期综合征（西医诊断）。

辨证：寒热错杂。

治则：寒热并用，调和肝脾。

方药：乌梅丸加减。

乌梅 10g	细辛 3g	桂枝 10g	制附子 6g（先煎）
党参 10g	当归 15g	黄柏 10g	黄连 6g
干姜 3g	川椒 10g	柴胡 10g	白芍 10g
茯神 10g	远志 10g	枸杞子 10g	决明子 10g（包煎）

7 剂，日 1 剂，水煎分 3 次温服。

二诊：2016 年 4 月 5 日。

脉证：诸症均有好转，口疮痛减，但仍影响吃饭。

方药：将初诊方中细辛改为 1.5g，桂枝改为 5g，制附子改为 3g，另加生地黄 15g、竹叶 10g、木通 10g，再予 7 剂。

三诊：2016 年 4 月 13 日。

脉证：精神正常，双下肢怕冷消失，口疮已愈，大便正常，纳食正常。唯双目仍有干涩，嘱其服用杞菊地黄丸以调理善后。

按：乌梅丸出自《伤寒论》之厥阴病篇，主治蛔厥及久痢等，全方由乌梅、细辛、桂枝、附子、人参、当归、黄柏、黄连、干姜、川椒十味药组成。方中集辛、甘、苦、酸于一炉，有升降之效。该患者上热下寒症状明显，故选此方。方中取黄连、黄柏苦寒泻火，配茯神、远志安神助眠。乌梅酸甘化阴以滋补肝体；枸杞子、决明子养肝明目；党参、当归与柴胡、白芍相伍以疏肝健脾；细辛、桂枝、制附子、干姜辛热以通达阳郁；全方清上温下，泄热散寒，寒热并调。二诊时诸症好转，唯口疮虽好转，但吃饭饮水仍刺激疼痛，初诊方加生地黄、木通、竹叶有导赤散之意，清心经火热，根据"诸痛痒疮，皆属于心"之说，故用之也。

7. 圣愈汤加减治疗产后缺乳

吕某，女，27 岁。

初诊：1989 年 8 月 11 日。

主诉：产后 10 天，乳汁少。

脉证：患者产后（剖宫产）10 天，乳汁少，乳质清稀，双乳无胀感，纳食差，神疲乏力，便秘，恶露不多，舌淡，苔白，脉细无力。查血红蛋白 82g/L。

诊断：产后缺乳。

辨证：气血不足。

治则：补益气血，疏通乳络。

方药：圣愈汤加减。

生地黄 10g　　熟地黄 10g　　白芍 10g　　川芎 10g

当归 15g　　　阿胶 15g (烊化)　　党参 10g　　　黄芪 15g

桃仁 10g (捣)　　桔梗 10g　　　　通草 10g　　　王不留行 10g

路路通 10g　　　陈皮 10g　　　　白术 10g　　　生姜 2 片

大枣 5 枚

5 剂，日 1 剂，水煎分 3 次温服。

二诊：1989 年 8 月 17 日。

脉证：服药后乳汁增，乳房有胀感，大便不干，精神较前好转。效不更方，继服 5 剂，而后乳汁已够孩子吃，身体状况好。

按：中医认为乳汁为气血所化，为气所统，乳血同源。薛立斋云："血者，水谷之精气也，和调五脏，洒陈六腑，在男子则化为精，在妇人上为乳汁，下为血海。"此患者乳少，乳质清稀，双乳无胀感，神疲乏力，舌淡苔白，脉细无力，查血红蛋白低，均为气血不足之症。方用圣愈汤加减，圣愈汤出自《兰室秘藏》，方中有人参、黄芪补气，当归、生熟地黄、白芍、川芎补血滋阴，用治气血不足之证。气虚血少，乳汁化源不足，故乳汁减少。此案方中用黄芪、党参、白术补气健脾，使脾胃健而气血化源充足；阿胶、当归、白芍、二地、川芎养血滋阴；桔梗、通草利气通乳；路路通、王不留行行血通乳，为通络下乳之要药；陈皮行气畅中；桃仁活血祛瘀通便，以治便秘，除恶露。患者服药后，气血充足，乳络通畅，则乳汁自出。

8. 自拟方治疗急性乳腺炎

陈某，女，24 岁。

初诊：2012 年 8 月 12 日。

主诉：右侧乳房外侧红肿疼痛 4 天。

脉证：产后半月，右侧乳房外侧结块、红肿疼痛 4 天，皮温升高，伴全身发热。检查：体温 38.7℃，右侧乳房胀满，表面红，局灶性压痛，已停止哺乳，静脉滴注青霉素治疗 3 天，身热，乳房硬块不消，疼痛不能平卧，舌红，苔黄，脉数。

诊断：乳痈（中医诊断），急性乳腺炎（西医诊断）。

辨证：热毒内蕴，乳络瘀滞。

治则：清热解毒，散结通乳。

内服方药：

蒲公英 30g	紫花地丁 30g	金银花 15g	连翘 15g
黄连 6g	黄芩 10g	柴胡 10g	牡丹皮 10g
赤芍 15g	焦栀子 18g	制香附 10g	郁金 10g
石膏 30g (先煎)	知母 10g	陈皮 10g	乳香 6g
没药 6g	炙甘草 6g		

5 剂，日 1 剂，水煎分 3 次温服。

外敷方药：生土豆切薄片，其上洒适量芒硝粉，敷于红肿之处，药干则换，连续使用。

二诊：2012 年 8 月 18 日。

脉证：服初诊方 3 剂热退，局部疼痛、红肿减轻，嘱其家属用吸奶器尽量吸出淤积的乳汁，硬块范围缩小。

方药：初诊方去石膏、知母，加瓜蒌 15g、橘核 10g、丹参 10g。再予 5 剂，继续用土豆片及芒硝外敷。

三诊：2012 年 8 月 24 日。

脉证：乳腺红肿硬块消，但乳汁明显减少。

治则：疏肝理气，通络下乳。

方药：

柴胡 10g	瓜蒌 30g	当归 10g	赤芍 15g
枳壳 10g	制香附 10g	郁金 10g	桔梗 10g
穿山甲 10g（另冲）	王不留行 10g	通草 10g	路路通 10g
橘叶 10g	焦山楂 10g	炙甘草 6g	

注：穿山甲等药物请使用替代品。

5 剂，2 日 1 剂，每天水煎分两次温服。

脉证：服完药后其家属特来感谢，诉产妇乳汁充足，一切正常。

按：急性乳腺炎多发于产后哺乳期的妇女，尤其是初乳妇女更多见，因产后 3~4 天最常见，故称产褥期乳腺炎，又可分为淤积性乳腺炎和化脓性乳腺炎。对于乳腺炎，要抓紧在淤积期进行治疗。①在此阶段虽然孩子不能吸乳，但一定要尽量用吸奶器吸出淤积的乳汁，不然乳汁淤积会进一步化热而加重症状。②急性期多属热毒内蕴，乳络瘀滞不通，切记不要用通乳之通草、路路通之类，否则会加重乳汁淤积，使乳管不通，而致肿痛加重。③治疗以清热解毒、散结通乳为主，初诊用蒲公英、紫花地丁、金银花、连翘、黄连、黄芩、焦栀子清热解毒；柴胡、制香附、郁金疏肝理气；牡丹皮、赤芍清热凉血、化瘀止痛；石膏、知母清热泻火；陈皮一味理气开胃，以防寒凉之药伤及脾胃，保护胃气；乳香是一种解热止痛的中药，其中含有大量的天然挥发油，可以快速止痛退热，还有消除炎症的作用，没药可散瘀定痛；炙甘草调和诸药。二诊时热退，肿痛减，故去掉石膏、知母，加瓜蒌、橘核、丹参以加强化痰散结之力。④在红肿硬痛期均结合外敷用药，内外兼治。生土豆片外用有十分突出的消肿止痛消炎的作用，芒硝外用也可清热消肿止痛，使用时注意土豆选大一点的，切片越薄越好，在其湿面撒芒硝末，自然融化后敷于患处。⑤乳房红肿硬痛全消，乳络通畅后方可加通络下乳之药。所以在三诊时改用疏肝理气、通乳下奶的治法。

9. 少腹逐瘀汤合定经汤加减治疗输卵管积水

刘某，女，32岁。

初诊：2019年3月2日。

主诉：腹痛，经期加重4年。

脉证：患者23岁结婚，第一胎女儿已8岁，之后人流过一次，后未采取任何避孕措施，未再怀孕。做过试管婴儿未成功，西医检查为输卵管积水，因而受精卵无法着床，让其做输卵管结扎后再做试管婴儿，患者不愿意接受，故来找中医治疗。刻下症：形体胖，四肢不温，双侧少腹痛，经期腹痛加重，经血色暗有块，舌质暗，舌体胖苔白，脉沉细。

诊断：腹痛（中医诊断），输卵管积水（西医诊断）。

辨证：肾虚血瘀。

治则：温补肾阳，活血化瘀。

方药：少腹逐瘀汤合定经汤加减。

菟丝子 10g	山茱萸 10g	怀牛膝 10g	小茴香 6g
肉桂 6g	穿山甲 6g	生蒲黄 5g _{（包煎）}	五灵脂 5g _{（包煎）}
三棱 10g	莪术 10g	桃仁 10g	当归 10g
川芎 10g	熟地黄 15g	柴胡 10g	

注：穿山甲等药物请使用替代品。

8 剂，日 1 剂，开水 100ml 分冲 3 次温服。

二诊：2019 年 3 月 10 日。

脉证：服初诊方后少腹痛减轻，守初方再予 6 剂。嘱其此 6 剂服完后无特殊不适可暂停药，待下次月经结束再来就诊。

三诊：2019 年 4 月 3 日。

脉证：本次月经经期 5 天，量较前多，经色仍暗，经期仍腹痛，初诊方加生白术 10g、茯苓 15g、薏苡仁 30g。配方颗粒 14 剂，用法用量同前。服完 14 剂停药，下次月经结束再诊。

四诊：2019 年 5 月 11 日。

脉证：患者诉平时无腹痛，经期轻度腹痛，量多，血色转红，四肢转温，偶有腰痛，初诊方去生蒲黄、五灵脂，加川断 10g、桑寄生 10g。14 剂，日 1 剂，水煎分 3 次温服。

五诊：2019 年 6 月 15 日。

B 超检查示双侧输卵管无积水，暂停服药。两月后怀孕，随访无不适。

按：输卵管积水为慢性输卵管炎症中较为常见的类型，因输卵管粘连闭锁，黏膜细胞的分泌液积存于管腔内。常见原因有自然流产、药流、引产、不洁性交、盆腔感染等。输卵管积水是造成不孕的常见原因，根据输卵管积水者多见少腹痛，下坠，分泌物多，腰痛及经期腹痛，经血色暗有块，舌质暗符合血瘀的特点，分析其与胞脉之气血运行受阻、瘀滞不通有关。其人形体胖，四肢不温，脉沉细均为阳气不足之证，故治疗时活血化瘀和温补肾阳双管齐下。肾阳不足，不能温脾，则运化失职，水湿内留，痰浊内停，瘀血、痰浊瘀阻而致胞脉不利，方中菟丝子、山茱萸、怀牛膝、熟地黄补肾填精，活血通络；小茴香温经散寒；肉桂可补元阳，通血脉；生蒲黄、五灵脂活血止痛；当归、川芎、柴胡调补冲任；穿山甲、三棱、莪术、桃仁活血化瘀散结；在此方基础上加减治疗三个周期，每周期在月经结束后服药 14 天，服药期间未用任何西医抗感染治疗。后复查输卵管无积水，两月后怀孕，此病案辨证用药准确，坚持服药也是病愈的关键。

10. 桃红四物汤加减治疗功能性子宫出血

李某，女，35 岁。

初诊：2012 年 8 月 12 日。

主诉：月经量多伴腹痛半年。

脉证：半年来阴道出血量多、色暗红，时有血块，伴腹痛，月经周期 10 余天。服用烃诺酮片（3.75mg/ 次，日 2 次）可暂时止血，但恐其连续服用产生不良反应，遂来就诊。刻下症：阴道出血量多，色暗有块，伴腹痛，头晕乏力，舌质暗，边有瘀点，脉涩。

诊断：崩漏（中医诊断），功能性子宫出血（西医诊断）。

辨证：气虚血瘀。

治则：祛瘀止血，补益气血。

方药：桃红四物汤加减。

桃仁 10g（捣） 红花 10g   当归 15g   赤芍 10g

熟地黄 15g   炒蒲黄 10g（包煎） 益母草 15g 阿胶 15g（烊化）

黄芪 20g   党参 10g   白术 10g   茯苓 10g

白芍 15g   炙甘草 6g   大枣 5 枚

5 剂，日 1 剂，水煎分 3 次温服。

二诊：2012 年 8 月 18 日。

脉证：出血量减少，诸症好转。

方药：初诊方黄芪改为 30g，5 剂，煎服法同前。

三诊：2012 年 8 月 25 日。

脉证：阴道出血停止，头晕减，精神较前好转，后继续用益气养血中药调理两月后经期、经量均正常。

按：崩漏是指月经的周期、经期、经量发生严重失常的病症，其阴道突然大量出血者称"崩中"，淋漓下血不断者为"漏下"，属妇科常见病，也是疑难病症，"崩中""漏下"可交替出现。中医认为主要病机有虚、热、瘀，治疗方法也各有不同，按常理而言，出血就该止血，但对瘀血引起之出血常无济于事，因崩漏日久，离经之血皆可为瘀，瘀血阻滞，血不循经而出现本证，瘀血阻滞，新血不能归经而形成恶性循环，反复难愈。所以治疗采取活血化瘀、通因通用之法。本案患者属血瘀伴气血不足，故方选桃红四物汤活血养血；炒蒲黄行血祛瘀止血，益母草使血止而不留瘀，黄芪、白术、茯苓益气而养血，起到统摄经血的作用，阿胶补血止血。

11. 血府逐瘀汤加减治疗子宫内膜异位症

柳某，女，28 岁。

初诊：2014 年 11 月 6 日。

主诉：经期腹痛，婚后 3 年未孕。

脉证：患者结婚 3 年未孕，时发痛经，经期第 1~2 天痛甚，后几日渐减轻，每个月经周期必须服用布洛芬缓释胶囊（0.3g/ 次，日 3 次）止痛，月经量多色黑，经妇科检查确诊为"子宫内膜异位症"。舌紫暗，边有瘀点苔白，脉弦细。

诊断：痛经（中医诊断），子宫内膜异位症（西医诊断）。

辨证：气滞血瘀。

治则：活血化瘀止痛。

方药：血府逐瘀汤加减。

当归 15g	川芎 10g	桃仁 10g（捣）	红花 10g
赤芍 15g	柴胡 10g	枳壳 10g	三棱 10g
莪术 10g	红藤 15g	制香附 10g	延胡索 10g
黄芪 15g			

7 剂，日 1 剂，水煎分 3 次温服。

二诊：2014 年 11 月 14 日。

脉证：7 剂药服完无任何不适，守方又服 7 剂。

二诊方在服到第 5 剂时月经来潮，本次月经腹痛有减轻，经量较前多，色转红，嘱经期停药，经期结束后继续服用。前方服用一月后，复查肝功能、肾功能、血糖均无异常；又守方服药两月，其间每隔一月复查肝功能、肾功能、血糖一次，患者第三个月经期无腹痛，经色红，舌淡红，苔白，脉平。

按：子宫内膜异位症指具有活性的子宫内膜组织出现在

子宫内膜以外部位时引起的一种疾病。可归属于中医"痛经"等范畴，现在医家一致认为血瘀是其根本病机。但瘀为本病之标，而虚为本病之本，所以本病的治疗在活血化瘀的同时要注意补气。方中当归、桃仁、红花、赤芍、川芎活血化瘀；柴胡、制香附、枳壳疏肝理气；三棱、莪术、红藤祛瘀散结以止痛；延胡索理气止痛。现代医学研究证明血府逐瘀汤有改善微循环、促进损伤修复等作用；红藤有抗菌消炎、消肿的作用。此方兼活血化瘀、益气、理气，未发现对肝肾功能等有不良影响，随访该患者次年12月产一子。

12. 自拟盆腔化活汤保留灌肠治疗盆腔淤血综合征

陈某，女，45岁。

初诊：2015年5月10日。

主诉：下腹部疼痛1月余。

脉证：患者腹痛1月余，以左下腹部为甚，牵涉双下肢，髋部酸痛无力，并伴腰痛、性交痛，经期推后5~7天，伴经期腹痛，白带量多，时有尿频、尿痛。妇科检查示宫颈后触痛，无慢性附件炎、子宫内膜异位症等器质性病变。

诊断：腹痛（中医诊断），盆腔淤血综合征（西医诊断）。

辨证：血瘀气滞。

治则：活血化瘀，行气止痛。

方药：自拟盆腔化活汤。

当归 15g　　丹参 15g　　　赤芍 30g　　　桃仁 10g（捣）

红花 10g　　川芎 10g　　　三棱 15g　　　莪术 15g

延胡索 10g　制香附 10g　　炙甘草 6g

10 剂，日 1 剂，浓煎 100ml 灌肠。

具体用法：用冷水 2000ml 左右泡药 30 分钟，再煎取 100ml 左右，煎取 2 次。在非月经期进行治疗，灌肠前需排空大小便，药汁温度适宜，保留 30 分钟。每天早、晚各 1 次，10 天为 1 疗程，可连续用药 2~3 疗程。此患者用 2 个疗程治愈。

按：盆腔淤血综合征是由于盆腔静脉慢性淤血引起的，为妇科疼痛常见病症。因其临床表现与慢性盆腔炎有相似的症状，故多被误以慢性盆腔炎进行治疗而收效不大，甚至有些患者慢性盆腔炎疼痛还有加重。此病症临床发病率有逐年上升的趋势，严重困扰着妇女的身心健康，此类患者多伴经期乳房胀痛及有慢性附件炎、慢性盆腔炎治疗失效，甚至症状加重的治疗经过。病属中医"瘀血"范畴。自拟盆腔化活汤，方中当归既能补血，又能活血止痛，故有和血的功效，为治血病的要药；丹参、赤芍、桃仁、红花、川芎助当归活血，化瘀之力更强；三棱、莪术破血祛瘀，消积止痛；延胡索有活血、利气、止痛作用，是良好的止痛药，还可再配川楝子为金铃子散，理瘀中之气而止痛效果更好；制香附系"气病之总司，妇科之主帅"，具有理气行血止痛之功，以增强活血药之效；炙甘草调和诸药。采用中药浓煎汁通过保留灌肠的途径，可不经过上消化道，直接通过肠道黏膜渗透进入盆腔，直达病所，这样就可以有效避免胃酸对药物的影响，也能减少药物对胃肠道的刺激，降低药物对肝脏和肾脏的不良影响。妇科直肠用药，具有药物吸收快、见效快、利用率高的优点。多年来笔者临床利用此方、此法治疗盆腔淤血综合征患者 30 余例，均收到很好疗效。

13. 温经汤合少腹逐瘀汤治疗子宫腺肌病

秦某，女，35 岁。

初诊：2017 年 7 月 21 日。

主诉：经期小腹痛渐加重 6 年余。

脉证：患者自月经初潮就有痛经史，2007 年顺产一女婴，2010 年再孕而行刮宫流产，其后经期腹痛逐渐加重，有血块，经行量少，曾在妇科就诊，被诊为"子宫腺肌病"。让服激素治疗，患者不想服激素，遂来就诊。刻下症：经期小腹痛，痛如锥刺，喜用温熨，四肢不温，经色暗有块，就诊时还有大约一周来月经，舌淡苔白，脉沉细。

诊断：痛经（中医诊断），子宫腺肌病（西医诊断）。

辨证：宫寒血瘀。

治则：温经散寒，活血化瘀止痛。

方药：温经汤合少腹逐瘀汤。

吴茱萸 6g　　　　小茴香 10g　干姜 10g　　当归 15g

赤芍 15g　　　　白芍 15g　　　川芎 10g　　蒲黄 5g (包煎)

五灵脂 10g (包煎)　延胡索 10g　炙甘草 6g　桂枝 10g

5 剂，日 1 剂，水煎分 3 次温服。

嘱下次在经期前 10 天来开方服药，需调理数月。

二诊：2017 年 8 月 15 日。

脉证：患者诉自服初诊方 5 剂暂停服药，7 月 28 日月经来潮，腹痛明显减轻，药后无不适，经量较前多，初诊方继服 10 剂，日 1 剂，水煎服。按此服法调治半年，痛经逐渐减轻、消失。

按：子宫腺肌病是育龄期妇女的常见病，经期腹痛是此病的常见症状之一，对患者精神、生活有很大影响，现代医学对其病因至今不明，西医的治疗方法不理想时，很多患者会寻求中医治疗。此属中医"痛经"范畴，本案患者刮宫后经期腹痛逐渐加重，痛如锥刺，经色暗有块，均为中医血瘀之症，气血瘀滞不通则痛；喜用温熨，四肢不温，均为寒证，血得寒凝，此血瘀属宫寒血瘀。治寒者温之，瘀者通之，用温经汤合少腹逐瘀汤合方化裁。方中：吴茱萸、桂枝、小茴香、干姜温经散寒，通利血脉；当归、赤芍、川芎、白芍养血活血，血通则痛解；白芍配炙甘草，可缓急止痛；蒲黄合五灵脂为失笑散，活血祛瘀，散结止痛；延胡索活血化瘀，行气止痛，可行血中气滞。通过实际案例观察，此方疗效可靠，服药中定期复查肝肾功能正常，具有一定安全性。但需注意：采用慢病缓调之治法，多在经行前 10 天服药，不要每天服用，一则温热药久服温燥伤阴；二则方中活血化瘀药可伤及正气，扰乱气血。

第三章　五官科

1. 藿朴夏苓汤加减治疗口腔溃疡

李某，男，63岁。

初诊：2013年9月10日。

主诉：口腔溃疡反复5年，近15天口腔溃疡又发，痛不能食。

脉证：患者有复发性口腔溃疡病史5年，口中无溃疡的时候很少，近半月来口腔溃疡加重，疼痛流涎，进食困难，伴口苦，脘腹胀满，反酸，烧心，大便不爽，舌淡红，苔黄腻，脉弦。查体：口腔多处溃疡，舌左边溃疡大小为1.2cm×1.0cm。

诊断：口糜（中医诊断），口腔溃疡（西医诊断）。

辨证：中焦湿热。

治则：清化脾胃湿热。

方药：藿朴夏苓汤加减。

藿香 10g	佩兰 10g	厚朴 10g	陈皮 10g
茯苓 10g	杏仁 10g	白蔻仁 10g(捣)	薏苡仁 15g
黄连 6g	黄芩 10g	生蒲黄 5g(包煎)	生五灵脂 5g(包煎)
乌贼骨 10g	炙甘草 6g		

7 剂，日 1 剂，水煎分 3 次温服。

二诊：2013 年 9 月 18 日。

脉证：口腔溃疡明显好转，脘腹无胀满，口黏不苦，无反酸，大便仍有不爽，舌脉同前。初诊方再服 5 剂，口腔溃疡愈合，嘱其饮食宜清淡，忌辛辣油腻生冷。

按：口腔溃疡属中医"口糜"范畴。该病湿热多见，多因中焦湿热，湿热之邪上泛于口，则口黏口苦，口舌生疮。治疗以清化脾胃之湿热。笔者多用藿朴夏苓汤加减治疗，每能取得很好的疗效。藿朴夏苓汤出自《医原》，方由藿香、厚朴、半夏、茯苓、杏仁、猪苓、肉豆蔻、薏苡仁、淡豆豉、泽泻、通草组成，具有宣畅气机、芳香化浊、清热利湿的功效。此案中去半夏温燥之品，以防助热；去通草、猪苓、泽泻防淡渗太过，助长热邪；淡豆豉为解表除烦而设，此患者无此证也去此药。方中藿香加佩兰味辛芳香化浊；厚朴、白蔻仁燥湿健脾；薏苡仁、茯苓淡渗利湿；黄芩、黄连在于清热燥湿，苦而降浊，与辛味之藿香、佩兰共用，起到辛开苦降、寒热并用之效；生蒲黄、生五灵脂意在祛瘀散结、生肌止痛；陈皮配厚朴可增强健脾燥湿、理气消胀功效；炙甘草调和诸药。据现代医学实验研究表明，藿朴夏苓汤可加速舌上皮细胞凋亡，对黄腻苔有显著消退作用，可恢复舌面菌群平衡。

2. 六味地黄丸合封髓丹加减治疗慢性复发性口腔溃疡

患者，女，57 岁。

初诊： 2016 年 2 月 17 日。

主诉： 口腔溃疡反复发作 10 余年，加重半月。

脉证： 患者口腔溃疡反复发作 10 余年，近半月来口疮加重，口腔后部如舌腭弓、软硬腭交界处及舌边均有大小不等的溃疡，溃疡呈圆形或椭圆形，基底呈浅碟状，灰黄色，上有少许渗出物，周围绕以狭窄红晕，有轻度灼痛，伴咽干口燥、口渴不欲饮，眠差，健忘，手足心热，舌质红，无苔，脉细小数。

辨证： 阴虚火旺。

诊断： 口糜（中医诊断），慢性复发性口腔溃疡（西医诊断）。

治则： 滋阴降火。

方药： 六味地黄汤合封髓丹加减。

熟地黄 15g	山茱萸 12g	淮山药 15g	牡丹皮 12g
泽泻 12g	茯苓 15g	黄柏 12g	砂仁 6g（后下）

炙甘草 6g　　怀牛膝 10g　　远志 10g

5 剂，日 1 剂，水煎分 3 次温服。

二诊：2016 年 2 月 23 日。

脉证：口腔溃疡灼痛减轻，舌伸缩自如，溃疡数减少，溃疡上分泌物减少，但周围仍绕红晕，夜间口咽干燥甚，余同前。

方药：在初诊方基础上加肉桂 3g 以引火归元。7 剂，日 1 剂，水煎分 3 次温服。

三诊：2016 年 3 月 1 日。

脉证：口腔已无溃疡，自诉多年来无近几日纳食之香，睡眠好，仍夜间口干，舌红无苔。

方药：知柏地黄丸早、晚各 1 丸，淡盐水送服以巩固疗效。后随访口腔溃疡久未复发。

按：口腔溃疡西医又称"复发性阿弗他溃疡"，认为与免疫功能下降有关。中医诊断属"口疮"，亦称"口疳""口糜"。"口疮"病名出自《黄帝内经素问·气交变大论》，"岁金不及，炎火乃行……民病口疮"，多因心脾积热或阴虚火旺，灼伤口腔黏膜所致。综上所述，对此病的治疗需治病调体相结合，提高抗病能力，方能促进愈合，减少复发。此患者辨证属阴虚火旺，故初诊时选用六味地黄丸合封髓丹加减，用六味地黄丸滋阴补肾。封髓丹最早见于元代许国祯所著之《御药院方》"封髓丹：降心火，益肾水"，由黄柏、砂仁、炙甘草组成。黄柏、炙甘草可降心火，益肾水，砂仁味辛性温，善能入肾，可通达三焦津液。《本草纲目》"肾恶燥，以辛润之"，砂仁辛润肾，其润燥是通过辛散温通，布化气液而完成的，与地黄直补肾水截然不同，但殊途同归。方中加怀牛膝、远志以安神促眠。此病除辨证治疗外，行为调摄也非常重要，特别对睡眠及大便尤要重视，中医认为，寐不安则心火上炎，肾阴愈耗，相火妄动，每致病情加重。便不通则积热生，甚则热伤气阴，也会加重病情。二诊时方加少量之肉桂，以热治热，热因热用，引火归元，促其阳附于阴。此案共进汤药12剂，又予知柏地黄丸巩固1月痊愈。

3. 联合方组治疗慢性复发性口腔溃疡

逯某，女，65岁。

初诊： 2016年2月23日。

主诉： 反复口舌生疮1年余。

脉证： 患者诉反复口舌生疮1年余，因儿子与儿媳离异，心情抑郁而发。自那时起口舌多处常糜烂生疮，即使用药暂好，也不能食酸、甜、辣等刺激性食物。刻下症：舌边及舌底可见多处糜烂生疮，部分融合成片，疮面红肿，灼热疼痛，口臭，口苦，尿黄便秘，舌红，苔黄腻，脉弦滑数。

诊断： 口疮（中医诊断），口腔溃疡（西医诊断）。

辨证： 肝郁犯胃，脾胃郁热。

治则：疏肝和胃，清化湿热。

方药①：栀黄汤加味（门纯德老师自拟方）。

栀子 10g　　黄芩 10g　　石膏 30g（先煎）　　藿香 10g

佩兰 10g　　当归 15g　　生地黄 15g　　防风 6g

生甘草 10g　　大黄 8g

方药②：四逆散。

柴胡 10g　　枳实 10g　　炒白芍 15g　　炙甘草 10g

各 3 剂，水煎服，先服方①，再服方②，隔日煎服 1 剂。

二诊：2016 年 3 月 1 日。

脉证：患者诉上面两方交替服 4 剂，舌边及颊部大部疮面缩小或愈合，疼痛减轻，服完 6 剂，口疮痊愈，大便正常，口苦口臭减轻，舌淡红，苔微黄腻，脉仍滑数。

方药①：栀黄汤。

栀子 6g　　黄芩 8g　　石膏 15g（先煎）　　藿香 10g

佩兰 10g　　当归 10g　　生地黄 10g　　防风 6g

生甘草 10g

方药②：柴胡 6g　　枳实 10g　　炒白芍 10g　　炙甘草 10g

各 3 剂，水煎服，先服方①，再服方②，隔日煎服 1 剂。

三诊：2016 年 3 月 8 日。

脉证：口疮病已完全好，嘱其停药。

按：复发性口腔溃疡是一种常见的口腔黏膜病，此患者因情绪不佳而发，口腔溃疡反复发作，每发则口舌多处糜烂生疮，伴口臭、口苦，尿黄便赤，舌红、苔黄腻，脉弦滑数，辨属脾胃积热。《灵枢经·脉度》中曰："脾气通于口，脾和则口能知五谷矣。"肝脾两脏的关系密切，肝的疏泄功能和脾的运化功能常相互影响，脾的运化有赖于肝的疏泄。如肝的疏泄功能异常，则影响脾的升清降浊功能，故复发性口腔溃疡与肝、脾、胃有关，故本案用门纯德老师自拟之栀黄汤治脾胃伏火，联合四逆散方以调肝脾、达郁阳。栀黄汤用栀子、黄芩苦寒清心肺之火，石膏辛寒以治其热，可清上彻下，藿香、佩兰芳香化湿醒脾，一以振复脾胃气机，一以助防风升散脾胃伏火；当归、生地黄养血凉血；生甘草甘平和中，解毒又能泻火。方中用防风可升散脾中伏火，也属"火郁发之"之意，更与石膏、栀子、黄芩同用，使清降与升散并进，使清降而不伤脾胃之阳，升散又能解伏积之火。高建忠主任在《泻黄散中防风的作用》一文中指出："关于治热用升散，实为临床常用之法。一方面治伏热、郁热，在清热药中佐用升散药，能明显提高疗效。另一方面治疗火热证症状表现在头面部者，即使邪热没有明显的伏与郁，在清热的同时佐用升散药，也能明显提高疗效，使郁热外透。"

方②四逆散由柴胡、炒白芍、枳实、炙甘草四味药组成。此方主要疏肝理脾和胃，透达阳郁，方中柴胡可疏肝解郁，又可升清阳，炒白芍养血敛阴，与柴胡相配，一升一敛，使郁邪透解而不伤阴；枳实行气散结，以增强疏散气机之效；炙甘草健脾和中，调和诸药，与炒白芍相伍，可缓急止痛。笔者多用此两方联合治疗脾胃积热型口疮，收效非常好，望同道临床验证。

4. 泻黄散加减治疗唇炎

段某，女，23 岁。

初诊： 2012 年 7 月 3 日。

主诉： 唇周红肿、瘙痒、脱皮、开裂 1 月余。

脉证： 口唇周围红肿、瘙痒、脱皮、开裂 1 月余，经多方诊治，内服外用均无效，时用舌头舔口唇周围，大便干燥，口干，舌质偏红，苔黄腻，脉数。

诊断： 唇风（中医诊断），唇炎（西医诊断）。

辨证： 脾胃湿热内蕴，上蒸于唇。

治则： 泻脾胃伏火。

方药： 泻黄散加减。

栀子 8g	石膏 15g（先煎）	藿香 10g	防风 10g
生大黄 10g	知母 10g	蝉蜕 10g	炙甘草 6g

3 剂，日 1 剂，水煎分 3 次温服。

二诊： 2012 年 7 月 8 日。

脉证： 唇红肿减，痒减，大便已通。

方药： 改原方生大黄为熟大黄 8g，又服 5 剂而愈合。

按： 唇风与西医剥脱性唇炎相似，《黄帝内经素问·五脏生成篇》中谓"脾之合肉也，其荣唇也"。患者平素喜食麻辣串等辛辣之物，脾胃蕴生湿热，足阳明胃经环口唇，湿热上蒸于口而生此病。治疗宜泻脾胃伏火，用泻黄散加减，泻黄散出自《小儿药证直诀》卷下，可清泻脾中伏热；虽名"泻黄散"，但以防风等风药为重，即取"火郁发之"之意。方中石膏、栀子泻脾胃湿热，防风疏散脾经伏火，藿香芳香醒脾，炙甘草泻火和中。另加大黄通腑泄热，口渴加知母，蝉蜕有止痒消肿、抗过敏的作用。药简价廉，效果好。临床此方不仅治唇风效果好，而且对脾胃湿热之口干、口黏、口臭、口流涎、口疮等都有很好的疗效。

5. 甘露消毒丹加减治疗慢性咽炎

陈某，女，30 岁。

初诊：1989 年 10 月 30 日。

主诉：咽部异物感 1 年，加重 1 周。

脉证：反复发作的咽部异物感 1 年余，加重 1 周。就诊时咽干微痛，咽痒而咳，咽部有异物感，口臭、便秘，舌淡红，苔黄腻，脉滑。查体：咽后壁暗红色充血，淋巴滤泡增生。

诊断：慢喉痹（中医诊断），慢性咽炎（西医诊断）。

辨证：胃肠积热，热毒蕴结。

治则：利湿化浊，清热解毒。

方药：甘露消毒丹加减。

滑石 10g（包煎）　　黄芩 10g　　　　茵陈 30g　　　　石菖蒲 10g

川贝母 10g　　　　木通 6g　　　　藿香 10g　　　　连翘 15g

薄荷 6g　　　　　　射干 10g　　　　炙甘草 6g　　　大黄 6g

5 剂，日 1 剂，水煎分 3 次温服。

二诊：1989 年 11 月 9 日。

脉证：诸症减轻，舌苔转薄，大便日解 1 次。

方药：初诊方加蝉蜕 10g、玄参 10g，再予 5 剂。

而后症状消失，后在二诊方基础上调理 10 剂，并嘱饮食清淡，忌辛辣，后随诊已愈。

按：慢性咽炎是咽部黏膜、黏膜下及淋巴组织的慢性炎症，常有异物感、灼热感、干燥感、痒感等症状，多见于成人，发病率较高，病程较长，且复发率高，症状顽固，不易治愈。属中医"慢喉痹"的范畴，此案患者西医已确诊，辨证时抓住口臭、便秘、苔黄腻、脉滑等症，辨证属湿热蕴积脾胃，因咽部为脾胃之门户，湿热内蕴脾胃，故门户受到影响而现诸症，口臭、便秘为胃肠积热；苔黄腻、脉滑也为湿热之证。治疗用甘露消毒丹：茵陈、滑石、黄芩清热祛湿；黄芩泻火解毒；用藿香、石菖蒲醒脾和中；木通清热利湿，导湿热从小便而出；加大黄通腑泄热，一则通大便，二则泻积热，有釜底抽薪的作用；连翘与薄荷相互起到疏散风热、利咽的作用。二诊时诸症减轻，加蝉蜕疏散风热，利咽止痒；加玄参解毒散结，现代药理学研究发现玄参还可抗炎，增强细胞免疫活性。经笔者多年临床观察，属湿热型慢性咽炎者用此方均可取得很好的效果。

6. 麻黄附子细辛汤治咽痛

陈某，女，28岁。

初诊：1997年8月15日。

主诉：咽痛3月。

脉证：患者咽部疼痛3月余，开始时因为感冒引发，但喝过不少"下火、消炎"药，也用过雾化，症状反而越来越重，就诊时查咽部充血，口不干，舌淡红，苔薄白，脉沉细无力。因感觉此病例较为特别，当日未予处方，嘱其将前面用过之方带来看过后再治，并嘱当晚用西地兰碘片含化。

二诊：1997年8月16日。

脉证：患者反映昨晚含服药物后咽痛无减有增，余将前用药详细察看，或疏风散热，或清热解毒，或滋阴清热，消炎药口服加静脉滴注，局部雾化也用过，但均无效，突然想到《伤寒论》麻黄附子细辛汤，仲景该方咽痛属少阴病，尤在泾云："少阴咽痛，甘不能缓者，必以辛散之；寒不能除者，必以温发之。"此患者咽痛时间较久，多用寒凉不能奏效，反见加重，再加脉沉细无力，考虑少阴寒化证。

方药：麻黄附子细辛汤。

炙麻黄 3g　制附子 3g　细辛 1.5g

2 剂，嘱其每剂煎 3 次，取 3 次药液约 200ml，少许频服。

三诊：1997 年 8 月 20 日。

脉证：患者自述服上方后，1 剂咽痛减，2 剂服完效果非常好，前段虽多用药，治疗都没收到此效果，又予 3 剂。炙麻黄 6g、制附子 6g、细辛 3g。3 剂服完病愈，患者感觉很神奇，直夸"用药少，花钱少，治了我的大病"。

按：此例用麻黄附子细辛汤治愈久治不愈之咽痛后，真正体会到经方的奥秘与神奇，笔者对此方的应用又进行了深刻的学习和进一步整理，赵秀玲主任关于此方应用要点的总结非常实用，她把使用指征归纳为：①风寒直中少阴，发热轻，恶寒甚，虽加厚衣被仍觉寒者。②素体阳虚，畏寒怕冷，四肢不温，小便清长，大便偏稀，怯寒，易感冒。③懒言少动，神疲欲寐。④咽部红肿不甚，黏膜苍白，咽干喜热饮。⑤舌淡胖嫩，多有齿痕，苔白或水滑。⑥脉沉，微细，或沉迟而弱。在临床实践中，上述指征未必悉具，望同道供鉴。

7. 藿香清胃汤合大黄黄连泻心汤治疗梅核气

蔺某，女，36 岁。

初诊：2015 年 7 月 8 日。

主诉：咽部不适 3 月余。

脉证：咽部不适 3 月余，咽中似有痰，咳之不出，口干口臭，脘痞反酸，便秘，纳食一般，舌淡，苔厚腻微黄，脉弦。查体示咽喉部轻度充血。胃镜检查示"反流性食管炎"。扁桃体无肿大，喉镜检查无异常。

诊断：梅核气（中医诊断），咽部神经官能症（西医诊断）。

辨证：腑实不通，中阻湿热。

治则：泻下通腑，化湿清热。

方药：藿香清胃汤合大黄黄连泻心汤。

藿香 10g	焦栀子 6g	防风 5g	山楂 10g
神曲 10g	石膏 15g（先煎）	生大黄 8g	黄连 6g
瓦楞子 15g	乌贼骨 15g	枳实 6g	炙甘草 6g
生姜 2 片	大枣 3 枚		

3 剂，日 1 剂，水煎分 3 次温服。

二诊：2015 年 7 月 13 日。

脉证：大便日 1 次，偏稀，纳食有增，咽干、口臭减。初诊方加吴茱萸 3g，将生大黄改为熟大黄 8g，再进 3 剂。

三诊：2015 年 7 月 20 日。

脉证：反酸脘痞大减，二诊方再进 5 剂。

而后诸症治愈。3 月后随诊未复发。

按：藿香清胃汤清热化湿，醒脾消滞，用治纳差，口苦，咽干，口臭。本案属"反流性食管炎"引发的咽部不适病症，反流性食管炎是一种由胃内食物反流引起食管症状和并发症的疾病。其典型症状为烧心、反酸，还有一些不典型症状，如咽部异物感。本案即属于此。中医可归于"梅核气"的范畴。案中初诊用藿香清胃汤以清热化湿，醒脾消滞，合大黄黄连泻心汤加枳实以泻实热。二诊时，大便通，故将生大黄改为熟大黄，方中又加了吴茱萸，与黄连合用有左金丸之意，重在制酸，而后反酸、胃痞也无。诸恙悉除，甚是欢喜，嘱其少吃辛辣、甘腻之物，3月后随诊未复发。整个过程需要注意的是"通腑之法"。咽部为肺胃之门户，大便秘结，腑气不通，积热内生，热气上冲，不泻下通腑，中阻湿热所致之症不得除也。

8. 龙胆泻肝汤加减治疗慢性外耳炎

翟某，男，35 岁。

初诊：2015 年 5 月 12 日。

主诉：右耳流脓 1 年余，加重 5 天。

脉证：右耳流脓反复发作 1 年余，经中西医多方治疗，病情时重时轻，近 5 天右耳流脓，色黄伴耳鸣，口干口苦，烦躁眠差，小便黄，大便干，舌红，苔腻微黄，脉滑数。检查：右耳道有脓性分泌物，无鼓膜穿孔。

诊断：耳疮（中医诊断），慢性外耳炎（西医诊断）。

辨证：湿热内蕴。

治则：清热利湿解毒。

方法：龙胆泻肝汤加减。

龙胆草 10g　　栀子 8g　　　黄芩 10g　　　柴胡 10g

生地黄 10g　　车前子 10g（包煎）　泽泻 10g　生薏苡仁 30g

萆薢 10g　　　茯苓 10g　　　　苦参 10g　柏子仁 10g（捣）

茯神 10g　　　炙甘草 6g

7 剂，日 1 剂，水煎分 3 次温服。

二诊：2015 年 5 月 20 日。

脉证：右耳内流脓明显减少，口不干苦，大便正常，睡眠较前好转，初诊方去黄芩，加陈皮 10g，再服 7 剂。

三诊：2015 年 5 月 25 日。

脉证：右耳内无脓液流出，诸症好转，因苦寒清火药不可久服，以恐伤胃，故暂停药，为巩固疗效，采取每月初服用初诊方 5 剂，连服 3 个月，后随访未再复发。

按：耳疮其病在耳，相关在肝胆，因胆附于肝，为中精之腑，为少阳枢机，邪滞胆经，少阳经气不舒。《外科大成·卷三》中曰："耳者心肾之窍……肝胆主外，如风热有余，成胀痛或脓痒。"此患者右耳流脓、色黄、耳鸣，口干口苦，烦躁眠差，小便黄，大便干，舌红，苔黄腻，脉滑数，辨属肝胆湿热之证。故选龙胆泻肝丸加减清肝胆湿热，方中加生薏苡仁利湿排脓；萆薢、茯苓利水渗湿泄热；苦参清热燥湿；柏子仁、茯神养心安神；炙甘草调和诸药。在此基础上调治 14 剂，诸症好转，因其方苦寒之品伤胃，故暂停药，但需巩固疗效，采取慢病缓投之法，每月初初诊方加减服 5 剂，服用 3 个周期，1 年后随诊，未再复发。

9. 自拟方治疗功能性失声

蔡某，女，51 岁。

初诊：1997 年 3 月 10 日。

主诉：失声 10 天。

脉证：10 天前因家中突发不幸事情而失声，就诊时伴烦躁易怒，胸闷太息，失眠口苦，舌淡，苔白，脉弦。

诊断：慢喉瘖（中医诊断），功能性失声（西医诊断）。

辨证：肝郁化热，气闭为瘖。

治则：疏肝清热，开郁利肺。

方药：自拟方。

柴胡 10g	黄芩 10g	栀子 10g	连翘 10g
枳壳 10g	桔梗 10g	郁金 10g	木蝴蝶 9g
炙甘草 6g	川楝子 10g		

5 剂，日 1 剂，水煎分 3 次温服。

后来其感冒就诊时得知，上方服完 3 剂则说话可出音，5 剂病愈，效果很好。

按：功能性失声亦称"癔症性失声症"或"精神性失声症"，在西医看来是癔症的一种表现，多发于女性，大部分患者与精神过度紧张或情绪剧烈波动有关。《灵枢经·忧恚·无言》:"人之卒然忧恚而无音。"即指郁怒伤肝,肝气侮肺,悲忧伤肺,肺气郁闭而致突然声哑不出,从病因分析,中西医一致认为此患者与情志有关,肝气郁滞则胸闷太息;此患者突遇不幸之事,气郁化火,肝火扰心则失眠口苦,针对其病机为肝郁化热,气闭为瘖,治多疏肝清热,解郁利肺。柴胡、黄芩、栀子清肝泻火;连翘散除郁热;枳壳、桔梗、炙甘草为桔梗枳壳汤,此方出自《证治准绳》,可调畅气机;加郁金疏肝解郁,川楝子泄肝降气,木蝴蝶解郁通音。

10. 半夏白术天麻汤加味治疗神经性耳鸣

谢某,男,56岁。

初诊: 2016年7月20日。

主诉: 耳鸣1年,加重10余天。

脉证: 患者耳鸣1年余,加重10余天。经西医检查诊断为"神经性耳鸣",口服氟桂利嗪胶囊和养血清脑颗粒,疗效差,听力下降。刻下:耳鸣,耳聋,伴头晕,胸闷,时吐痰,舌淡胖,苔白腻,舌底静脉青紫,脉弦滑。既往有高血压病史8年,血压140/90mmHg。

诊断: 耳鸣(中医诊断),神经性耳鸣(西医诊断)。

辨证: 肝风夹痰瘀上扰。

治则: 息风化痰,行血清经。

方药：半夏白术天麻汤加味。

半夏 9g　　天麻 10g　　生白术 15g　　茯苓 15g

橘红 10g　　当归 10g　　赤芍 15g　　川芎 10g

柴胡 10g　　桃仁 10g (捣)　红花 10g　　生龙牡各 15g (先煎)

炙甘草 6g　　生姜 2 片　　大枣 3 枚

7 剂，日 1 剂，水煎分两次温服。

二诊：2016 年 7 月 28 日。

脉证：耳鸣减轻，胸闷吐痰减。

方药：初诊方天麻改为 15g，另加钩藤 30g (后下)、石决明 15g (先煎)，又予 7 剂。

服完 7 剂后无头晕，耳鸣渐减。前后用药 21 剂，耳鸣、耳聋已愈。

按：神经性耳鸣病因复杂，多不明确，且不易治愈，中医辨证治疗有独特疗效。此患者耳鸣、耳聋，伴头晕，胸闷，时吐痰，结合舌淡胖，苔白腻，脉弦滑，有高血压史，辨属肝风夹痰瘀上扰而发，舌底静脉青紫说明伴有瘀血。瘀血阻络，耳络不得正气流布，故也加重耳鸣、耳聋，治宜息风化痰兼行血清经，故用半夏白术天麻汤加减。此方出自《医学心悟》，具有化痰息风、健脾祛湿的功效。案用原方加当归、赤芍、川芎、桃仁、红花活血化瘀之品，加柴胡引经入肝。风息、痰化、瘀祛而病愈。凡耳鸣辨属痰浊内蕴者，必想到瘀血，故痰瘀互生，笔者多加活血化瘀之药，均可起到事半功倍之效果。

11. 上下左右汤加减治疗梅尼埃病

魏某，男，39 岁。

初诊：1997 年 10 月 2 日。

主诉：头晕耳鸣数月。

脉证：患者形体肥胖，素喜食甘，头晕耳鸣数月，视物旋转，胸闷泛恶，头重多寐，时作时止。前医多以燥湿祛痰、健脾和胃之剂治之，效果不显，舌淡胖，边有齿印，苔白腻，脉弦滑。查体：血压 130/80mmHg，神经系统检查未见明显异常。检查：头颅 CT、颈椎正侧位片均未见异常。

诊断：眩晕（中医诊断），梅尼埃病（西医诊断）。

辨证：痰浊中阻，清阳不升。

治则：燥湿化痰，调畅气机。

方药：上下左右汤加减。

半夏 9g	白术 10g	天麻 10g	陈皮 10g
茯苓 10g	白蔻仁 10g（搗）	砂仁 10g（后下）	桔梗 10g
枳壳 12g	薤白 10g	炙甘草 6g	

3 剂，日 1 剂，水煎分 3 次温服。

二诊：1997 年 10 月 5 日。

脉证：患者诸症大减，据其脉证加减，再服 9 剂而安。

按：梅尼埃病属中医"眩晕"范畴，古人有"无痰不作眩"之谓。此证属本虚而标实，本虚指脾虚不运，标实指痰浊中阻。诸多医家治疗此证均采用燥湿化痰法，而忽视了痰为有形之邪，易碍气机，气机不畅则脾也难健，痰也难清，故在燥湿化痰的同时，注意调畅气机，使脾得健运，痰无生源，收到意外之效。

12. 小青龙汤加味治疗过敏性鼻炎

秦某，男，32岁。

初诊：2015年9月10日。

主诉：打喷嚏、流清涕5天。

脉证：既往有过敏性鼻炎3年，每逢秋冬季节发作。本次因外感复发第5天，晨起及遇冷则喷嚏频作，流大量清涕，平时鼻痒、眼痒，流清涕，咽痒而咳，神疲乏力，自汗，舌淡，苔白，脉弦。

诊断：鼻鼽（中医诊断），过敏性鼻炎（西医诊断）。

辨证：外伤风寒，痰饮内停。

治则：解表散寒，温化寒饮。

方药：小青龙汤加味。

麻黄5g	桂枝5g	白芍10g	细辛3g
五味子10g（捣）	半夏9g	干姜6g	炙甘草6g
党参6g	诃子10g		

7剂，日1剂，水煎分3次温服。

二诊：2015年9月18日。

脉证：药后症状明显减轻。

方药：效不更方，又服7剂而愈。

按：患者发病有明显季节性，多在秋冬发作，其神疲、自汗，说明肺气虚，卫表不固，抵御外寒能力差，近因外感风寒而复发，风寒伤肺，伤及鼻窍，故喷嚏频作，鼻眼痒及流清涕，咽痒而咳，治宜解表散寒、温化寒饮。为何要选小青龙汤呢？笔者多年来使用小青龙汤的指征为：痰稀、涕清量多。黄煌教授在漫谈经方小青龙时讲：过敏性鼻炎也流大量清稀分泌物，伴有频繁的喷嚏，从症状的比类来看，其鼻涕类似于痰，喷嚏类似于咳，故也同样适合运用本方，并将之形象归纳为："水样的鼻涕水样的痰，治水的青龙把水蠲。"所以大家用小青龙汤时，只要有此症状即可施用，每可收到很好的效果，方中加党参益气，加诃子收敛止涕。此患者共服14剂而愈。

13. 过敏煎合川芎茶调散加减治疗过敏性鼻炎

刘某，女，12岁。

初诊：2013年12月1日。

主诉：鼻塞、喷嚏、鼻痒半年，加重1月。

脉证：鼻塞、喷嚏、鼻痒半年，近1月来加重，晨起打喷嚏10~20次，口干，张口呼吸，注意力不集中，纳食少，形体胖，大便稀。经服抗过敏药物无效，时轻时重，舌淡红，苔白，脉浮细。

诊断：鼻鼽（中医诊断），过敏性鼻炎（西医诊断）。

辨证：风邪客表，脾肺气虚，肺窍失利。

治则：疏散外邪，培土生金，通利鼻窍。

方药：过敏煎合川芎茶调散加减。

| 银柴胡 10g | 防风 10g | 乌梅 10g | 五味子 10g _(捣) |

银柴胡 10g　　防风 10g　　乌梅 10g　　五味子 10g <small>(捣)</small>

荆芥 6g　　　蝉蜕 8g　　　薄荷 3g <small>(后下)</small>　苍耳子 6g <small>(包煎)</small>

辛夷 6g　　　川芎 3g　　　细辛 1g　　　炙甘草 3g

生姜 1 片　　大枣 2 枚

5 剂，日 1 剂，水煎分 3 次温服。

二诊：2013 年 12 月 7 日。

脉证：服药后鼻塞减，晨起喷嚏减少，鼻痒减，余同前，纳食差。

方药：初诊方加焦三仙各 10g，再进 3 剂。

三诊：2013 年 12 月 12 日。

脉证：鼻塞不适明显减轻，无张口呼吸，食欲增加，二便调。

方药：过敏煎合四君子汤加减。

银柴胡 10g　　防风 10g　　乌梅 10g　　五味子 10g <small>(捣)</small>

荆芥 3g　　　蝉蜕 6g　　　党参 3g　　　白术 6g

茯苓 8g　　　炙甘草 3g　　生姜 1 片　　大枣 2 枚

5剂，2日1剂，水煎分3次温服。

后随访已愈。

按：过敏性鼻炎即"变应性鼻炎"，是指特应性个体接触变应原后，由IgE介导的介质（主要是组胺）释放，并有多种免疫活性细胞和细胞因子等参与的鼻黏膜非感染性疾病，中医名叫"鼻鼽"。此患者经抗过敏药物治疗不效来诊，辨病属过敏体质，辨证属风邪客表，脾肺气虚，肺窍失利，所以治疗用过敏煎调体，加疏散风邪、通利鼻窍之药，取得较好效果。又根据纳食少、形体胖、大便稀，辨证属脾虚运差，故在后面治疗中加四君子汤以健脾益气，有培土生金的作用，亦治病求本之意。

14. 五味消毒饮加减治疗麦粒肿

秦某，男，16岁。

初诊：2017年8月12日。

主诉：右下眼睑红肿疼痛1周。

脉证：双眼睑反复起疖肿3月。右下眼睑红肿疼痛1周，已静脉滴注注射用青霉素钠（400万U/次，1日2次）3天，外用红霉素眼膏1周，效果不明显。其家属代诉，平日喜辛辣食品，基本每天吃麻辣串，大便干，小便黄，舌红，苔黄，脉数。有轻度发热，查体温37.6℃。

诊断：针眼（中医诊断），麦粒肿（西医诊断）。

辨证：热毒内蕴。

治则：清热解毒，消肿止痛。

方药：五味消毒饮加减。

金银花 10g　　连翘 10g　　蒲公英 15g　紫花地丁 15g

天葵子 10g　　野菊花 10g　黄芩 10g　　焦栀子 6g

石膏 20g（先煎）　大黄 6g　　炙甘草 3g

3 剂，日 1 剂，水煎分两次温服。

二诊：2017 年 8 月 16 日。

脉证：自诉 1 剂痛减，3 剂肿痛消退。

按：患者素喜食辛辣，脾胃有积热，火热毒邪上攻于眼睑，故红肿疼痛反复发作，结合脉证，显然是一个热毒内蕴之证。故用五味消毒饮清热解毒，加石膏清泻胃热，大黄通腑泻火，黄芩、焦栀子泻三焦实火，药到病除。

15. 泻黄散加减治疗麦粒肿

陈某，女，25 岁。

初诊：1998 年 5 月 15 日。

主诉：右上眼睑硬结红肿疼痛两天。

脉证：双眼睑反复肿痛两月，右上眼睑硬结红肿疼痛两天，外用氯霉素眼药水，口服阿莫西林胶囊（0.5g/ 次，日 3 次），疼痛未减，反有加重，口中黏，纳食差，脘部胀满，舌淡红，苔微黄，脉细数。

诊断：针眼（中医诊断），麦粒肿（西医诊断）。

辨证：脾胃伏火。

治则：清泻脾胃伏火。

方药：泻黄散加减。

藿香 10g　　栀子 8g　　　石膏 15g（先煎）　防风 10g

黄芩 10g　　金银花 15g　薄荷 6g（后下）　升麻 5g

赤芍 10g　　陈皮 10g　　炙甘草 6g

3 剂，日 1 剂，水煎分 3 次温服。

二诊：1998 年 5 月 20 日。

脉证：右睑红肿疼痛已除，仍有硬结，纳差，初诊方加焦山楂 10g、炒麦芽 10g，去方中石膏、黄芩、栀子，又服 3 剂而愈，后服用藿香清胃胶囊善后。

按：此例患者眼睑反复肿痛，伴口中黏、纳食差、脘部胀满，是为脾胃有伏热，治用泻黄散清泻伏热，加黄芩加强清胃中积热作用；金银花清热解毒；防风、薄荷、升麻三药相伍发散郁热；赤芍凉血消肿，陈皮加藿香理中和中，清除口黏、脘部胀满；炙甘草调和诸药。后用藿香清胃胶囊巩固以防复发。

16. 麦味地黄汤加减治疗麦粒肿

代某，女，50 岁。

初诊：2019 年 6 月 7 日。

主诉：左上眼睑肿痛硬 1 周。

脉证：患者自诉经常"眼疼"，近 1 周左上眼睑缘肿痛硬结，盘硬有头，自用环丙沙星滴眼药和头孢氨苄胶囊口服，症状无好转，西医院眼科让做手术，患者害怕，想服中药试试效果。

诊断：针眼（中医诊断），麦粒肿（西医诊断）。

辨证：热毒内蕴。

治则：清热解毒，消肿止痛。

方药：五味消毒饮加减。

金银花 15g　连翘 15g　蒲公英 15g　紫花地丁 15g

天葵子 10g　野菊花 10g　蝉蜕 10g　黄芩 10g

焦栀子 8g　薄荷 6g（后下）生石膏 20g（先煎）炙甘草 6g

3 剂，日 1 剂，水煎分 3 次温服。

二诊：2019 年 6 月 11 日。

脉证：疼痛毫无减轻，眼肿睁不开，仔细望舌，舌质红，苔少，脉细数，再加素有五心烦热，恍悟初诊治疗思路需要修改，此属虚火上炎，需要养阴清热、引火归元，遂予麦味地黄汤加减。

方药：麦味地黄汤加减。

熟地黄 10g　山茱萸 10g　山药 10g　牡丹皮 10g

茯苓 10g　泽泻 10g　肉桂 3g　麦冬 30g

五味子 10g（捣）

5 剂，日 1 剂，水煎分两次温服。

三诊： 2019 年 6 月 17 日。

脉证： 患者诉初诊方很苦，没起效，二诊方很酸，效果很好，服药到 3 剂红肿疼痛已消，5 剂服完后彻底好了。

按： 麦粒肿在中医属"针眼"，症状表现为红肿热痛，初诊时没有详辨，即错按火毒内蕴治之，用清热解毒之剂不仅无效，反而加重。后详辨细查，舌质红苔少，脉细数，其属肾阴不足，虚火上炎，即肾属水，脾属土，如肾阴虚，相火无所制而上炎，反侮脾土。从中医角度看，《灵枢经·大惑论》中讲"五脏六腑之精气，皆上注于目而为之精，精之窠为眼，骨之精为瞳子，筋之精为黑眼，血之精为络，其窠气之精为白眼，肌肉之精为约束"。脾土又与眼睑相关联，相火反侮脾土则表现为眼睑反复红肿疼痛，二诊时改用麦味地黄丸，滋补肾阴，清虚火，加肉桂以引火归元，致病之虚火得清，红肿疼痛消退。初诊用方内有黄芩、焦栀子之苦寒可伤阴，所以症状加重。此案教训在于对一些红肿疼痛炎症表现的症状不能一概用清热解毒之剂，需详辨其虚实。

第四章 皮肤科

1. 薏苡竹叶散加减治疗水痘重症

柳某，男，26 岁。

初诊：1997 年 9 月 3 日。

主诉：发热伴周身疱疹 3 天。

脉证：发热 3 天，3 天来头面、躯干、四肢现密集红色斑丘疹及水疱，伴咳嗽、纳呆，大便干，小便黄，就诊时查体温 39.3℃，咽红，咽部有数个溃烂点，舌红唇赤，苔黄厚腻，脉滑数。查胸片：支气管肺炎。血常规：白细胞计数和中性粒细胞升高。

诊断：水痘合并肺炎。

辨证：时邪风毒，热蕴夹湿。

治则：疏风散热，解毒化湿。

方药：薏苡竹叶散加减。

生薏苡仁 15g　竹叶 6g　　　滑石 10g _{（包煎）}　连翘 15g

茯苓 10g　　　白通草 10g　　金银花 15g　　大青叶 15g

板蓝根 15g　　牛蒡子 10g　　蝉蜕 10g　　　玄参 10g

荆芥 10g　　　杏仁 10g _{（捣）}

5 剂，日 1 剂，水煎分 3 次温服。

同时结合用注射用青霉素钠（400U/ 次，日 2 次），阿昔洛韦注射液（0.5g/ 次，日 2 次）静脉滴注抗感染及液体支持疗法。

二诊：1997 年 9 月 9 日。

脉证：发热退，全部疱疹结痂，结痂处有轻微痒，无新发疱疹，不咳嗽，咽部溃疡已愈。纳食仍差，初诊方去玄参、牛蒡子、蝉蜕，加炒谷麦芽各 10g。又服 3 剂而愈。

按：水痘是由水痘 – 带状疱疹病毒引起的一种常见急性病毒性传染疾病，其多发于儿童，但在部分成人特别是青年人群中水痘也具有一定的发病率，且症状更加严重。中医也称"水痘"，又名"水花""水喜"。中医病机多由外感时邪从口鼻而入，蕴郁肺脾而致，肺合皮毛，主肃降，时邪袭肺，宣肃失常，而见发热、流涕、咳嗽等肺卫症状。脾主肌肉，邪毒与内湿相搏，发于肌表，故水痘布露。此患者 26 岁发水痘，高热而合并支气管肺炎，实属水痘之重症，方选薏苡竹叶散加减。薏苡竹叶散出自《温病条辨》，原方由薏苡仁、竹叶、滑石、白蔻仁、连翘、茯苓、白通草七味药组成，具有辛凉解表、淡渗利湿作用。此案中去性味辛温之白蔻仁，加金银花、大青叶、板蓝根清热解毒；牛蒡子、蝉蜕疏风散热，宣肺透疹利咽；玄参清热凉血，滋阴降火；荆芥祛风止痒；杏仁降气化痰，润肠通便。治疗中发挥中西医结合之优势，以青霉素控制肺部感染，阿昔洛韦抗病毒治疗 5 天，前后服中药 8 剂而痊愈。

2. 消渴止痒汤加减治疗糖尿病皮肤瘙痒症

案 1 崔某，男，68 岁。

初诊： 2011 年 3 月 6 日。

主诉： 皮肤瘙痒 10 余天。

脉证： 患者既往有糖尿病病史 7 年，皮肤瘙痒 10 余天就诊，瘙痒主要部位在躯干、肩部、背部，下午至前半夜加重，瘙痒部位皮肤有疹状突起。用过多种止痒软膏和喷剂，效果均不佳。皮肤干燥、脱屑，有明显抓痕和血痂，心烦失眠，舌质红，苔薄白，脉弦滑。

诊断： 痒风（中医诊断），糖尿病皮肤瘙痒症（西医诊断）。

辨证： 血虚风燥，肌肤失养。

治则： 养血润肤，疏风止痒。

方药： 消渴止痒汤加减。

二地各 10g	二冬各 10g	当归 10g	二芍各 10g
鸡血藤 15g	夜交藤 15g	黄芪 12g	防风 10g

刺蒺藜 15g　　苦参 10g　　　全蝎 5g　　　莲子心 10g

5 剂，日 1 剂，水煎分两次温服。

案 2　王某，男，70 岁。

初诊：2017 年 8 月 6 日。

主诉：皮肤瘙痒 3 月余。

脉证：患者既往有糖尿病病史 20 年，伴皮肤瘙痒 3 月余，经多方治疗效果不佳，全身可见抓痕，血痂，夜间痒甚，常夜不能寐，大便干，舌淡，苔白，舌底静脉青紫，脉弦细，曾用抗过敏药治疗无效。

诊断：痒风（中医诊断），糖尿病皮肤瘙痒症（西医诊断）。

辨证：阴血不足，气血不畅，肌肤失养。

治则：养血润肤。

方药：消渴止痒汤加减。

二地各 10g　　二冬各 10g　　当归 10g　　二芍各 10g

鸡血藤 15g　　夜交藤 15g　　黄芪 12g　　防风 10g

刺蒺藜 15g　　苦参 10g　　　全蝎 5g　　　莲子心 10g

桃仁 10g（捣）　　红花 10g　　　丹参 10g　　炙甘草 6g

5 剂，日 1 剂，水煎分两次温服。

以上两个案例均 5 剂服完皮肤痒止，皮疹退去。

按：中医认为皮肤瘙痒症是一种自觉瘙痒，而无原发损害的皮肤病，由于不断搔挠，常有抓痕、血痂、色素沉着及苔藓样变化等继发损害，与祖国医学文献中记载的"痒风"

相类似。《外科证治全书》中曰："遍身瘙痒，并无疮疥，搔之不止。"中医认为多因血虚风燥，肌肤失养或因风湿蕴于肌肤，不得疏泄而致本病。对此症笔者在临床常用消渴止痒汤加减予以治疗，常可收到很好的效果。有资料显示约60%的2型糖尿病患者伴发皮肤病变。糖尿病皮肤瘙痒症是糖尿病合并皮肤病变中常见的类型，约占皮肤病变的18%。本病多由皮脂腺机能减退、皮肤干燥和退行性变等因素引起，现代研究认为与内源性阿片肽对中枢致痒作用有关，且这种致痒作用不是因组胺释放或前列腺素形成而引起的，因此抗组胺药疗效不佳。消渴止痒方用二地、二冬、当归、二芍、鸡血藤、夜交藤养血润肤，黄芪益气固表，防风、刺蒺藜、苦参疏风止痒。案2因病程长，瘙痒甚，舌底静脉青紫，故加丹参养血活血，桃仁、红花加强活血，以达"治风先治血，血行风自灭"之效，且桃仁还可以润肠通便。对糖尿病皮肤瘙痒症的治疗可采取综合方法：首先控制血糖，同时可用一些抗组胺药物改善瘙痒症状；如造成皮肤感染，可控制感染；饮食宜清淡，避免辛辣食物、海鲜。在此基础上加用消渴止痒方可以达到起效快、防复发的目的。望同道于临床遇此种患者时使用，定能取得良效。

3. 麻黄连翘赤小豆汤加减治疗急性湿疹

蔡某，男，42岁。

初诊：2010 年 3 月 15 日。

主诉：双小腿、双足红疹糜烂渗出半月余。

脉证：患者双小腿与双足出现红色丘疹，部分糜烂有渗出，瘙痒半月余，纳食可，腹胀，大便秘结，舌淡红，苔黄腻，脉浮。

诊断：湿疮（中医诊断），急性湿疹（西医诊断）。

辨证：外伤风邪，湿热内蕴。

治则：疏风解表，清热除湿。

方药：麻黄连翘赤小豆汤加减。

麻黄 10g	连翘 15g	杏仁 10g (捣)	赤小豆 30g
桑白皮 15g	蝉蜕 10g	地肤子 30g (包煎)	酒大黄 8g
炙甘草 8g	生姜 2 片	大枣 2 枚	

3 剂，日 1 剂，水煎分 3 次温服。

二诊：2010 年 3 月 19 日。

脉证：双下肢皮疹糜烂明显减轻，但仍痒甚，大便正常，已无腹胀，初诊方基础上加白鲜皮 10g，再予 5 剂，煎服而愈。

按：《黄帝内经素问·太阴阳明论》曰："伤于湿者，下先受之。"其人多年在阴冷潮湿之处工作，外伤于湿与寒邪，湿阻肌肤。《黄帝内经素问·阴阳应象大论》有云："地之湿气，感则害皮肉筋脉。"不论外湿还是内湿之病，湿必归脾，阻滞中焦，升降失常，运化障碍则纳呆，腹胀，水津不能转输，脾主肌肉，湿困肌肤则产生湿疹。麻黄连翘赤小豆汤出自《伤寒论》第262条："伤寒瘀热在里，身必发黄，麻黄连轺赤小豆汤主之。"故急性湿疹病机为湿热郁结肌表。麻黄与杏仁配伍，宣肺开表以畅达皮肤之津液，使湿热有外出之门；《本草备要》载连翘"为十二经疮家圣药"，现代医学研究发现其还有抗炎作用；赤小豆解毒排脓，连翘与赤小豆配伍可清热解毒利湿，使湿邪有下行之路；桑白皮泄肺利湿而以皮走皮；炙甘草、大枣配生姜善治皮肤疮疡；方中另加蝉蜕祛风止痒，地肤子清热利湿，酒大黄通腑泄热。二诊时加白鲜皮加强清热止痒作用，又服5剂而愈。

4. 过敏煎加减治疗慢性湿疹

于某，男，56岁。

初诊：2017年3月5日。

主诉：双下肢皮疹瘙痒6月余。

脉证：双下肢小腿内侧皮疹，有明显瘙痒。局部皮肤粗糙，有抓痕，血痂，色暗，舌淡体胖，苔黄腻，脉缓，素喜饮酒，日约150ml。

诊断：湿疮（中医诊断），慢性湿疹（西医诊断）。

辨证：脾虚湿蕴，血虚生风。

治则：健脾祛湿，养血祛风止痒。

方药：过敏煎加减。

地骨皮 10g	防风 10g	乌梅 10g	五味子 10g（捣）
白术 15g	茯苓 15g	当归 15g	赤芍 20g
白芍 20g	全蝎 10g	皂角刺 10g	苦参 10g
威灵仙 10g	槐花 10g	黄柏 10g	白鲜皮 15g
炙甘草 15g			

6 剂，日 1 剂，水煎分 3 次温服。

二诊：2017 年 3 月 12 日。

脉证：瘙痒减轻，效不更方，再进 6 剂而愈。

按：慢性湿疹是由于皮疹在同一部位经久不愈，或反复发作，使皮肤逐渐增厚的一种病症。湿疹是一种常见的过敏性皮肤疾病，故治疗也用调体的过敏煎，加全蝎、皂角刺息风止痒，又能托毒攻伐；威灵仙可助全蝎祛除深在之风毒湿气；茯苓、白术健脾以祛湿；当归、赤白芍养血活血，通络润肤。饮酒之人，多湿热之体，故用槐花、黄柏清胃肠之湿热。

过敏煎是京城名医祝谌予推崇的验方，具有很好的抗过敏作用，由银柴胡、防风、乌梅、五味子各 10g 组成。笔者在王琦教授辨体—辨病—辨证思路指导下，对一些过敏性疾病均用过敏煎调体，再根据疾病随症加减，均能收到很好的效果。

5. 桂枝汤治疗胆碱能性荨麻疹

赵某，男，38 岁。

初诊：2018 年 2 月 18 日。

主诉：皮肤瘙痒 1 月余。

脉证：皮肤瘙痒 1 月有余，每在出汗或精神紧张时痒甚，但无皮疹，在抓痒时有红色划痕出现，服用防风通圣丸（6g/ 次，日 2 次）和西替利嗪片（10mg/ 次，每晚 1 次）治疗，效不佳来诊，纳食差，时有脘痛或痞满，舌淡，苔白，脉缓。查血糖正常。

诊断：风疹块（中医诊断），胆碱能性荨麻疹（西医诊断）。

辨证：营卫不和。

治则：解肌发表，调和营卫。

方药：桂枝汤。

桂枝 9g　　　白芍 9g　　　炙甘草 6g　　　生姜 3 片

大枣 6 枚

3 剂，日 1 剂，水煎分 3 次温服。

二诊：2018 年 2 月 28 日。

脉证：服药后再无瘙痒，予玉屏风散 20 袋，1 袋/ 次，日 2 次，口服。

随诊其后无复发。

三诊：2018 年 3 月 4 日。

脉证：予香砂六君子汤益气健脾和胃调理善后。

按：此病例西医诊断为"胆碱能性荨麻疹"，当汗出、精神紧张、摄入高热量饮食时，或者运动后刺激大脑体温调节中枢，兴奋胆碱能性神经并释放乙酰胆碱，机体对乙酰胆碱过敏而出现瘙痒或皮疹。中医属"风疹块"的范畴，考虑平素纳食差，营卫之气来源不足，故急则治其标，先调和营卫，用桂枝汤治其痒，继则以玉屏风散以固其表，抵御外邪侵袭。后以香砂六君子汤以健脾益气扶其中。

6. 桃红四物汤加减治疗慢性荨麻疹

石某，男，70 岁。

初诊： 1989 年 8 月 10 日。

主诉： 皮肤瘙痒 10 年，加重两月。

脉证： 皮肤瘙痒 10 年，西医诊断为荨麻疹，多次治疗，时好时坏，近两月瘙痒加重，迭起风团，系腰带等受挤压部位更甚，大小不等，连接成片，瘀色暗红，舌暗苔白，舌底青筋瘀滞，脉弦涩。

诊断： 风团（中医诊断），荨麻疹（西医诊断）。

辨证： 瘀阻腠理，营卫不和。

治则： 活血祛瘀，消风止痒。

方药： 桃红四物汤加减。

生地黄 15g	赤芍 15g	当归 10g	川芎 10g
地肤子 30g (包煎)	荆芥 10g	防风 10g	桃仁 10g (捣)
茜草根 15g	白鲜皮 15g	红花 10g	炙甘草 6g

3 剂，日 1 剂，水煎分 3 次温服。

二诊：1989 年 8 月 15 日。

脉证：瘙痒有减轻，初诊方加白蒺藜 10g、全蝎 6g，5 剂，水煎分 3 次温服。

三诊：1989 年 8 月 21 日。

脉证：风团减少，皮肤瘙痒白天减轻，夜间甚，二诊方加天仙藤 10g、钩藤 10g、夜交藤 10g、鸡血藤 10g。续服 5 剂，疹消痒止病愈。

按：此案患者有"慢性荨麻疹"病史 10 年，病程较长，病久入络，络有血瘀，疹色暗红，受挤压部位较甚，舌暗，舌底青筋瘀滞，脉涩均为血瘀之象。《医宗必读》有"治风先治血，血行风自灭"的说法，治以活血祛风为主。首诊用桃红四物汤活血养血，加荆芥、防风祛风；白鲜皮、地肤子祛风止痒；茜草根入血分能凉血止血，且能活血化瘀，不仅可清血中之热，还可以通壅堵积滞之瘀，无损气血；炙甘草调和诸药。二诊时痒减，效不更方，又在初诊方基础上加白蒺藜活血祛风止痒，全蝎虫类搜风止痒。三诊时风团减少，白昼轻而夜多加重，在裤带加压部位尤甚，在二诊方基础上加"四藤"，"四藤"首创于赵炳南老先生，赵老认为"四藤"可调和阴阳气血，藤主通，无微不至，四药合用，可以使气行血活。另外现代医学研究发现，鸡血藤、夜交藤等藤类药物有抗变态反应及免疫调节作用，共服 13 剂而多年顽疾愈。

7. 桂枝芍药知母汤治疗慢性荨麻疹

毕某，男，62岁。

初诊：2016年4月20日。

主诉：慢性荨麻疹两年，皮肤抓痒加重1周。

脉证：患者周身泛发大小不等粉白色风团，迁延日久，遇冷加重，剧痒，越抓越多，痛苦万分，严重影响生活和睡眠，口不渴，舌体淡胖，苔白，脉浮紧。曾服用盐酸赛庚啶片、西替利嗪片、醋酸泼尼松片及维生素类药物，中药间断服用半年余，用患者的话讲即"某县有名的好中医都找遍了，均效不佳"。

诊断：风团（中医诊断），慢性荨麻疹（西医诊断）。

辨证：寒湿内生，风邪骚扰，蕴积肌肤，营卫不和。

治则：祛风寒湿，调和营卫。

方药：桂枝芍药知母汤。

桂枝 12g　生白芍 9g　　知母 12g　　　防风 12g

制附子 6g（先煎）　生麻黄 5g　　白术 15g　　炙甘草 6g

生姜 15g　　　蝉蜕 10g

5剂，日1剂，水煎分3次温服。

二诊：2016年4月26日。

脉证：皮疹减少，抓痒减轻，患者喜出望外，增加了治疗信心。

方药：在初诊方中加生龙骨 15g（先煎）、磁石 30g（先煎），再服 5 剂。

三诊：2016 年 5 月 3 日。

脉证：迁延两年余的慢性荨麻疹已愈。

方药：逍遥丸，1 袋/次，日 2 次，口服。玉屏风散，1 袋/次，日 3 次，口服。调理 1 周，至今未复发。

按：慢性荨麻疹是指荨麻疹反复发作达 6 周以上者，是非常棘手的病症。笔者读门纯德老师《中医临证要录》桂枝芍药知母汤应用体会时，老师讲到久治不愈之荨麻疹，多以寒湿内生，风邪骚扰，蕴积肌肤，营卫不和为病机。用桂枝芍药知母汤加蝉蜕用之即效。受之启发，细思其正符合此理，故用桂枝芍药知母汤加减治疗。初诊时用门老师桂枝芍药知母汤加蝉蜕治疗荨麻疹的经验予以治疗，服药 5 剂，收效明显。二诊时效不更方，又加生龙骨、磁石两药，主要考虑患者病程长，病情反复，缠绵难愈，往往伴焦虑、烦躁情绪，故可从肝论治，加生龙骨、磁石意在重镇安神、止痒，减轻患者瘙痒不适，同时改善睡眠，缓解焦虑情绪，也可缩短病程，增加疗效。三诊时病已愈，用逍遥丸调理肝脾，用玉屏风散固护表气，防御外邪。

8. 过敏煎加减治疗荨麻疹

赵某，男，65 岁。

初诊：2016 年 6 月 15 日。

主诉：周身皮疹瘙痒 3 年，加重 1 月。

脉证：周身皮疹瘙痒 3 年，加重 1 月，未找到明显过敏原因，丘疹样皮疹，淡红色，疹连成块，以腰部为重，夜间痒甚，瘙痒难眠，舌淡苔白，脉细。曾服用西替利嗪片（5mg/ 次，日 2 次）、氯雷他定片（10mg/ 次，日 1 次）抗过敏。只能临时止痒，停药则复发，十分苦恼。

诊断：风团（中医诊断），荨麻疹（西医诊断）。

辨证：血燥生风，邪滞肌表。

治则：调理过敏体质，疏风和血止痒。

方药：过敏煎加减。

银柴胡 10g　　防风 10g　　　乌梅 10g　　　五味子 10g （捣）

荆芥 10g　　　蝉蜕 10g　　　金银花 15g　连翘 15g

赤芍 10g　　　牡丹皮 10g　当归 10g　　　地肤子 30g （包煎）

白鲜皮 10g　远志 10g　　　合欢花 10g　炙甘草 6g

生姜 2 片　　大枣 3 枚

6 剂，日 1 剂，水煎分 3 次温服。

二诊：2016 年 6 月 22 日。

脉证：团块状皮疹减少，多集中在被腰带挤压部位，仍痒甚。

方药：初诊方中加全蝎 6g，再进 6 剂。

三诊：2016 年 7 月 1 日。

脉证：皮疹偶现，瘙痒大减，夜里能平安入睡。

方药：二诊方去金银花、连翘，加生黄芪 10g、生白术 10g 扶正固表，再进 6 剂。

按：荨麻疹俗称"风团""风疹团"，是一种常见的皮肤病，是由于各种因素致使皮肤黏膜血管发生暂时性炎性充血与大量液体渗出而造成局部水肿性的损害，局部或全身性皮肤突然出现成片红色肿块，发病迅速，消退也迅速，可发生于任何年龄，也可以转成慢性发病，治疗见效慢，患者非常痛苦，甚至由此而引发抑郁，中医称为"隐疹""风疹"，其发病多由机体正气不足，风邪入侵而致，处方用过敏煎加味以辨病调体，加金银花、连翘、荆芥、蝉蜕祛风解表；加赤芍、当归、牡丹皮以补血养血，活血通络，取其"治风先治血，血行风自灭"之意；地肤子、白鲜皮祛风止痒；远志、合欢花调节因病而致郁之情绪，并可安神助眠。

9. 二至丸合茜根散治疗过敏性紫癜

刘某，女，45 岁。

初诊：2016 年 3 月 1 日。

主诉：双小腿皮肤红色瘀点 1 周。

脉证：近 1 周发现双小腿皮肤有瘀点，瘀点色红（本次已是第 3 次出现下肢紫癜），皮肤发热，形瘦，平素手足心热，潮热盗汗，精神差，舌红，少苔，脉细数。既往有 2 型糖尿病病史 4 年，血糖控制在正常范围。

诊断：紫斑（中医诊断），过敏性紫癜（西医诊断）。

辨证：阴虚火旺，脉络受损。

治则：滋阴降火，宁络止血。

方药：二至丸合茜根散加减。

女贞子 10g	旱莲草 10g	牡丹皮 10g	紫草 10g
茜草根 15g	侧柏叶 10g	黄芩炭 10g	生地黄 15g
阿胶 15g（烊化）	熟地黄 10g	麦冬 20g	炙甘草 6g

10 剂，日 1 剂，水煎分 3 次温服。

二诊：2016 年 3 月 12 日。

脉证：初诊方服 6 剂时，双下肢斑点颜色转淡，服完后双下肢皮疹消退，之后滋补肝肾阴虚，调整用药 20 余剂，潮热、盗汗、手足心热诸症均好转。

按：过敏性紫癜是常见的小血管变态反应性炎症，临床表现为皮肤紫癜对称分布，压之不褪色，以下肢多见。临床上除了紫癜外，常有皮疹和血管神经性水肿、关节炎及肾炎等症状。多见于青少年，春秋发病多，目前西医主要以抗过敏、维生素、激素和免疫抑制剂治疗此病。中医归属于"紫斑"，中医认为紫斑虽然表现在肌肤，但其发生与血脉及肝、脾、肾有密切关系，此例患者素有消渴病史，为气阴不足之体，阴虚为甚，阴虚则火旺，责之于肝肾，肾阴不足，肝失所养，木火内生而妄行，血出于下，所谓"阴络伤则血内溢",治用滋阴降火之法。方中二至丸（女贞子、旱莲草）补益肝肾，滋阴止血；加茜草根、侧柏叶、黄芩炭、生地黄、阿胶、炙甘草是《医方类聚》之茜根散，其中侧柏叶、黄芩炭有加强止血的作用；生地黄、麦冬滋阴养液。加味中牡丹皮、紫草凉血活血，化瘀消斑。10剂未尽则双下肢瘀斑全无，在辨证时需注意：紫癜属阴虚火旺者发病缓，往往阴虚则火盛，火盛则又会伤阴，阴虚与火旺相互影响，互为因果，以致患者病情缠绵，反复出现紫癜。

10. 柴胡疏肝散加减治疗带状疱疹后遗神经痛

李某，男，69岁。

初诊：2014年8月3日。

主诉：右侧胁肋部带状疱疹复发半月。

脉证：两年前右侧胁肋部出现带状疱疹，经西医静脉输阿昔洛韦，外用阿昔洛韦软膏，口服甲钴胺片对症治疗10余天后好转，遗留针刺样疼痛。半月前因生气后疼痛加重，伴有胸闷憋气，情绪烦躁，时呃逆叹气，舌暗，苔微黄，舌下青筋，脉弦滑。已服中药10剂，痛不减来诊。

诊断：胁痛（中医诊断），带状疱疹后遗神经痛（西医诊断）。

辨证：肝经瘀滞。

治则：疏肝理气，通络止痛。

方药：柴胡疏肝散加减。

柴胡 10g　　　陈皮 10g　　　川芎 10g　　　香附 10g

枳壳 10g　　　山药 30g　　　丹参 10g　　　蒲黄 5g (包煎)

五灵脂 5g (包煎)　延胡索 10g　川楝子 10g　　炙甘草 6g

生姜 2 片　　　大枣 3 枚

5 剂，日 1 剂，水煎分 3 次温服。

二诊：2014 年 8 月 10 日。

脉证：胁痛减轻，纳食欠佳，大便稀，呃逆频频，舌脉同前。

治则：疏肝止痛，和胃降逆。

方药：柴胡疏肝散加减。

柴胡 10g　　　　白芍 20g　　　当归 10g　川芎 10g

枳壳 10g　　　　制香附 10g　　延胡索 10g 川楝子 10g

旋覆花 10g (包煎)　代赭石 10g (捣)　生白术 10g 茯苓 10g

丹参 10g　　　　炒麦芽 10g　　神曲 10g　　炙甘草 6g

生姜 3 片　　　　大枣 3 枚

5 剂，日 1 剂，水煎分 3 次温服。

脉证：5 剂后胁肋痛止，纳食好，大便正常，呃逆停，病愈。

按：患者来诊前已服汤药 10 剂，看其用药均以疏肝理气止痛为主，未奏效。笔者辨证抓住"病久"中谓"针刺样疼痛""舌下青筋"考虑久病有瘀，《仁斋直指方》"人之一身不离乎气血，凡病经多日疗治不瘥，须当为之调血"，所以治疗区别于前就是加了活血止痛之药，重在活血通络，果然取得良效。

带状疱疹由水痘－带状疱疹病毒引起，常遗留神经末梢部位疼痛，此患者带状疱疹遗留胁肋痛至今已两年余，近又因生气诱发加重，遵《黄帝内经》之意，治用疏肝理气之法，以柴胡疏肝而止痛；香附理气疏肝止痛；川芎活血行气止痛，可助柴胡解肝经瘀滞并增活血行气止痛之效；陈皮、枳壳理气行滞；白芍、炙甘草养血柔肝，缓急止痛。方中加延胡索、川楝子理气止痛，丹参、蒲黄、五灵脂活血止痛，5 剂后胁痛减轻，调整治法，以疏肝止痛、和胃降逆，又服 5 剂后胁痛止，胃和而愈。

11. 温胆汤加减治疗脂肪瘤

韩某，女，56 岁。

初诊：2016 年 3 月 9 日。

主诉：周身散见肿 6 年，加重两年。

脉证：四肢、腰、腹部发现肿块 6 年，大小共计 40 多个，不红不痛，但近两年来越发增多，大者有杏核大，小者如黄豆大，诊断为"脂肪瘤"，外科医生建议手术切除，但患者拒绝，遂找余诊，患者伴眩晕，脘痞，眠差，胆怯，舌苔薄红，脉弦滑。

诊断：痰核（中医诊断），脂肪瘤（西医诊断）。

辨证：气滞痰郁，痰气凝结成瘤。

治则：理气化痰，软坚散结。

方药：温胆汤加减。

陈皮 10g	半夏 10g	茯苓 10g	枳壳 10g
莪术 10g	竹茹 15g	白芥子 30g	浙贝母 15g
黄药子 6g	全蝎 6g	青皮 10g	炙甘草 6g

7 剂，日 1 剂，水煎分 3 次温服。

二诊：2016 年 3 月 17 日。

脉证：身上的脂肪瘤消去一半多，脘痞、眠差、胆怯均好转，仍眩晕，初诊方加天麻 10g，又服 7 剂。其后随症调方，又进 30 剂，肿块全部消失而愈。

按：脂肪瘤是体表最常见的良性肿瘤，称为"痰核""肉瘤"，多发于较肥胖的女性患者。陈无择谓"瘤则随气凝结"，故对瘤的治疗必须理气。陈实功说："脾主肌肉，郁结伤脾，肌瘤消薄，土气不行，逆于肉里而为肿，曰肉瘤。"此例以温胆汤理气化痰，和胃利胆；加白芥子、浙贝母、黄药子化痰散结；莪术破血祛瘀消瘤块；全蝎通络散结；青皮加强温胆汤理气的作用。此方还可随证加减：全身浮肿者加猪苓、泽泻，肿瘤坚硬加穿山甲（请使用替代品）、山慈菇，肝气郁结明显者加香附，气虚明显者加黄芪、党参。

12. 六味地黄丸合桃红四物汤治疗黄褐斑

陈某，女，33 岁。

初诊：1996 年 10 月 5 日。

主诉：面部黄褐斑 3 年。

脉证：患者 30 岁孕二胎时出现面部黄褐斑，用过各种美容祛斑方法一直不退，伴有腰背酸困，失眠，记忆力减退，月经量少，经期腹痛，经色腹痛，经色黑有块，舌质暗红，苔白，脉细。

诊断：黄褐斑。

辨证：肾阴不足，气血瘀滞。

治则：滋补肾阴，化瘀祛斑。

方药：六味地黄丸合桃红四物汤。

熟地黄 15g	山药 15g	山茱萸 15g	泽泻 10g
牡丹皮 10g	茯苓 10g	菟丝子 10g	当归 12g
赤芍 10g	川芎 9g	桃仁 10g（捣）	红花 10g

10 剂，日 1 剂，水煎分 3 次温服。

二诊：1996 年 10 月 16 日。

脉证：面部色斑变淡，睡眠、精神均好转，守初诊方治疗 1 月后面部色斑全退。

按：黄褐斑又称"蝴蝶斑"，多见于面部，多发于女性青春期和育龄期，发病因素很多，目前尚无根治方法，爱美之女性为之病苦。此患者面部色斑3年，在妊娠期产生，伴有腰酸背困、失眠、记忆力减退等症，辨为肾阴不足，月经量少，经期腹痛，经色黑有块，舌质暗辨为血行瘀滞。《诸病源候论》中曰："五脏六腑十二经血，皆上于面，夫血之行，俱荣表里。人或痰饮渍脏，或腠理受风，致气血不和，或涩或浊，不能荣于皮肤，故发生黑鼾。"此证属肾阴不足，由气滞血瘀而引起黄褐斑。治疗用六味地黄丸滋补肾阴，桃红四物汤活血化瘀，加菟丝子祛黄褐斑，此药之用法也是笔者在读到首届国医大师何任老师的治疗医案时学到的。查阅《神农本草经》其中谓："菟丝子，主续绝伤，补不足，益气力，肥健汗。去面鼾，久服明目。"古代医家也认为菟丝子可治面部褐斑。

13. 甘草泻心汤合半夏泻心汤加减治疗贝赫切特综合征

崔某，男，63岁。

初诊：1997年8月15日。

主诉：口腔溃疡5年，外阴溃疡两年，加重半月。

脉证：患者口腔溃疡反复发作，后出现外阴溃疡而去北京就诊，确诊为"贝赫切特综合征"，让其服用激素治疗，患者恐激素长期服用带来不良反应，想服用中药治疗。就诊时口腔、外阴溃疡，厌食恶心，尿黄便干，心烦不宁，舌质偏红，苔黄腻，脉滑数。

诊断：狐惑（中医诊断），贝赫切特综合征（西医诊断）。

辨证：脾虚而湿热内蕴。

治则：化湿清热解毒。

方药：甘草泻心汤合半夏泻心汤加减。

炙甘草 15g　　　黄芩 10g　干姜 8g　　半夏 9g

黄连 10g　　　　党参 10g　马勃 10g　　木蝴蝶 10g

车前子 10g _{（包煎）}　泽泻 10g　大黄 10g　　白花蛇舌草 15g

大枣 5 枚

7 剂，日 1 剂，水煎分 3 次温服。

二诊：1997 年 8 月 23 日。

脉证：患者服药后大便不干，口腔及外阴溃疡明显减轻，纳食增加。

方药：初诊方又服 7 剂。口腔、外阴溃疡愈合，身无不适，后在此方基础上加减调治 1 月。此后口腔溃疡即使又发，也较前轻，每用此方调治即很快愈合，近半年随访无复发。

按：贝赫切特综合征是一种全身性慢性血管炎症疾病，临床以口腔溃疡、生殖器溃疡、眼部病变为主，常可累积全身各个系统及多处器官。辨病属中医"狐惑病"范畴。西医认为此病原因不明，疗效欠佳，易反复发作，给患者身心健康造成严重危害。狐惑之病始载于张仲景《金匮要略·百合狐惑阴阳毒病脉证治第三》："狐惑之为病，状如伤寒，默默欲眠，目不得闭，卧起不安，蚀于喉为惑，蚀于阴为狐，不欲饮食，恶闻食臭，其面目乍赤、乍黑、乍白，蚀于上部则声嗄，甘草泻心汤主之。"此案辨证为湿热之邪，久蕴不解，脾胃纳化功能失常则厌食、恶心，湿热化火，神明被扰则心烦不宁，湿热上冲，下注则发为溃疡，尿黄便干，苔黄腻，脉滑数均为湿热蕴结化火之象。方用甘草泻心汤加减，方中重用甘草补脾泻火解毒；佐以党参补益脾胃；黄芩、黄连、干姜、半夏同用，辛开苦降，清热燥湿；因溃疡久不收敛，故加马勃、木蝴蝶；加车前子、泽泻、大黄前后分消湿热；加白花蛇舌草清热解毒，消痈散结。临床证明贝赫切特综合征辨证属湿热者用此方不仅疗效好，且不良反应少。

14. 一贯煎合二至丸加减治疗贝赫切特综合征

乔某，女，47岁。

初诊：1997年8月11日。

脉证：患者口、咽、外阴溃疡7个月，西医诊断为"贝赫切特综合征"。1997年1月初出现咽部和口腔溃疡，近两月来外阴也生溃疡，因外阴溃疡灼痛难忍看过不少医生，但疗效均不明显，遂来就诊。就诊时自诉溃疡灼痛难忍，伴手足心热、头晕，失眠，口干便秘，舌质红，苔黄欠润，脉弦细数。查阴部溃疡暗红。

诊断：狐惑（中医诊断），贝赫切特综合征（西医诊断）。

辨证：阴虚内热。

治则：滋肾养肝清热。

方药：一贯煎合二至丸加减。

生地黄 20g　　当归 10g　　枸杞子 10g　　沙参 15g

麦冬 30g　　　川楝子 10g　　女贞子 10g　　旱莲草 10g

金银花 15g　　野菊花 10g

7 剂，日 1 剂，水煎分 3 次温服。

二诊：1997 年 8 月 20 日。

脉证：大便较前易解，外阴溃疡灼热感减轻。

方药：初诊方加玄参 10g、地骨皮 15g、炒酸枣仁 10g，再予 7 剂。

三诊：1997 年 8 月 28 日。

脉证：口腔溃疡似有减轻，手足心热、头晕、失眠、口干均无明显效果。

方药：二诊方基础上加盐黄柏 10g、盐知母 10g，再予 7 剂。

四诊：1997 年 9 月 7 日。

脉证：咽部、口腔、外阴溃疡均好转，疼痛减轻，夜眠佳，头不晕，在三诊方基础上稍做调整，又服 30 剂而愈。

按：中医狐惑的治疗有张仲景《金匮要略》甘草泻心

汤，但甘草泻心汤只适用于上焦火、下焦寒、中焦满的病症，此患者属阴虚湿热，显然药不对症。此患者追溯其得病初期，医者大多投以苦寒清热之剂，致使化燥伤阴，阴虚生内热，热扰心神则眠差；阴液不足，虚火内炽则口干、便秘，舌质红；内热盛则手足心热，均为阴虚内热之征。辨证需滋肾养肝清热，滋阴者必守肝肾同源，故用一贯煎合二至丸为基础方。一贯煎出自《续名医类案》，具有滋阴疏肝的功效；由沙参、麦冬、当归、生地黄、枸杞子、川楝子六味药组成。方中重用生地黄滋阴养血，补益肝肾，可滋水涵木；当归、枸杞子养血滋阴柔肝；沙参、麦冬滋养肺胃，养阴生津，意在佐金平木；用少量川楝子疏肝泄热，此药虽苦寒，但与大量甘寒滋阴养血药相配伍，无苦燥伤阴之弊。二诊时大便正常，外阴溃疡灼热感减轻，说明投药方向正确，故在初诊方基础上加玄参、地骨皮、炒酸枣仁以清其浮游之火，养心安神。三诊时口腔、咽、外阴溃疡减轻，但手足心热、头晕、失眠、口干均无明显效果，在二诊方基础上加盐黄柏、盐知母各10g，泻火坚阴；四诊时已服用20余剂，诸症均好转，后在二诊方基础上微调，又服1月而愈。

15. 夏枯消瘤丸加减治疗淋巴结核

韩某，女，58岁。

初诊：2016年10月19日。

主诉：颈部两侧杏核大肿块 2 年，加重 1 月。

脉证：现颈部肿胀，吞咽食物有梗塞感，呼吸困难，口干涩，小便频数，大便不畅，眠差，舌质红，苔白，脉细涩。颈部彩超示：双侧颈淋巴结肿大，右侧最大约 1.0cm×0.5cm，左侧最大为 1.0cm×0.6cm。

诊断：瘰疬（中医诊断），淋巴结核（西医诊断）。

辨证：痰瘀互结。

治则：消痰化瘀。

方药：夏枯消瘤丸加味。

夏枯草 50g　生白芍 10g　玄参 30g　　　浙贝母 15g

露蜂房 10g　三棱 6g　　莪术 6g　　　　煅牡蛎 30g

山甲珠 5g　　三七 5g　　白花蛇舌草 30g　海藻 10g

昆布 10g　　柴胡 5g

注：山甲珠等药物请使用替代品。

6 剂，日 1 剂，水煎分 3 次温服。

二诊：2016 年 10 月 26 日。

脉证：自诉服用前 6 剂药后肿块变小，约黄豆大，梗塞感减轻，无口干涩，大便通畅，舌质红，苔白，脉细涩。

初诊方改夏枯草为 60g、浙贝母为 30g，余药量同前。

8 剂，日 1 剂，水煎分 3 次温服。

三诊：2016 年 11 月 3 日。

脉证：两侧肿块变软，变小。颈部彩超：两侧颈部淋巴结稍大（右侧最大约 0.7cm×0.3cm，左侧最大约 0.7cm×0.2cm）。

方药：夏枯消瘤丸加减。

夏枯草 60g　生白芍 10g　玄参 30g　　　浙贝母 30g

露蜂房 10g　三棱 6g　　莪术 6g　　　　煅牡蛎 30g

山甲珠 5g　　三七 5g　　白花蛇舌草 30g　海藻 10g

昆布 10g　　山慈菇 15g　黄药子 6g

6 剂，日 1 剂，水煎分 3 次温服。

四诊：2016 年 11 月 10 日。

脉证：颈部已无明显不适，查肝功能正常。守三诊方再进 6 剂。

按：夏枯消瘤丸是已故门纯德老师用于治疗多类良性肿瘤的自拟方，原方组成：生白芍 100g、煅牡蛎 150g、玄参 150g、川贝母 150g、两头尖 40g、白花蛇舌草 100g、露蜂房 60g、煅花蕊石 60g、三棱 60g、莪术 60g、山甲珠 30g、三七 40g，上药捣研为细末，再以夏枯草 150g 煎汤，纱布滤过，再加热浓缩成糊状，将其他药末加入和匀为丸，每丸重 12g，早、晚各服 1 丸。如干燥加蜂蜜，如较稀服药膏即可。每周蒸一次以防霉变。主要针对的病机是肝肾阴亏，肝火郁结，灼津为痰，痰火凝聚，导致气滞血瘀，久而痰瘀互结，内结坚癖。

此例患者初诊时用此方去两头尖、花蕊石（无此两味

药），加柴胡引经，海藻、昆布软坚散结。二诊时夏枯草、
浙贝母加量。三诊时 B 超复查颈部淋巴结已明显缩小，方
中又加了黄药子化痰散结，加山慈菇清热散结，加强消瘤作
用。全过程以解郁散结，化痰清热，活血软坚为主，收到很
好的效果。

图书在版编目（CIP）数据

经方验案实录 / 刘慧芬著 . — 太原：山西科学技术出版社 , 2024.8

ISBN 978-7-5377-6398-1

Ⅰ . ①经… Ⅱ . ①刘… Ⅲ . ①医案－汇编－中国－现代 Ⅳ . ① R249.7

中国国家版本馆 CIP 数据核字（2024）第 081003 号

经 方 验 案 实 录
JINGFANG YAN'AN SHILU

出 版 人	阎文凯	
著 者	刘慧芬	
策 划 编 辑	翟 昕	
责 任 编 辑	杨兴华	
助 理 编 辑	赵 鑫	
封 面 设 计	杨宇光	

出 版 发 行　山西出版传媒集团·山西科学技术出版社
　　　　　　地址：太原市建设南路 21 号　邮编：030012
编辑部电话　0351-4922078
发行部电话　0351-4922121
经　　销　各地新华书店
印　　刷　山西苍龙印业有限公司

开　　本　880mm×1230mm　　1/32
印　　张　7.5
字　　数　150 千字
版　　次　2024 年 8 月第 1 版
印　　次　2024 年 8 月山西第 1 次印刷
书　　号　ISBN 978-7-5377-6398-1
定　　价　38.00 元